SPALLA
IN RISONANZA MAGNETICA
Per il tecnico di radiologia

ALESSANDRO TOMBOLESI

ALAN GEREVINI

ANDREA FORNERIS

ISBN: 197381868X
ISBN-13: 978-1973818687

PREFAZIONE

A cura di Giuseppe Walter Antonucci

Questo saggio è una summa di esperienze raccolte e sistematizzate da colleghi esperti in Risonanza Magnetica durante un periodo di circa due anni. Si è inteso privilegiare l'approccio pratico alla metodica quale elemento distintivo della professione tecnica, senza tuttavia tralasciare precisi riferimenti alla clinica, favorendo un modello di apprendimento tipico del team multidisciplinare. Sia lo studente TSRM che lo specializzando in radiologia medica, troveranno dunque materiale di studio utile per l'esecuzione pratica degli esami RM, di uno dei distretti più complessi da esaminare, data la ricchezza di variabili ontologiche e fisiopatologiche da considerare prima, durante e dopo l'esame stesso, sistematizzandone la conoscenza grazie ai moderni sistemi informativi.

Non si tratta dunque di un mero elenco di atti da compiere in sequenza ordinata, allo scopo di produrre un esame refertabile, ma di una ricca disamina di tutti gli strumenti che il team (nessuno escluso) può porre in campo per sciogliere il quesito diagnostico contribuendo, nel contempo, alla percezione di un elevato livello di attenzione ai bisogni del paziente e, dunque, di qualità complessiva del servizio erogato. Non mancano riferimenti a questioni relative alla sicurezza ed un trattazione dei dispositivi completamente o parzialmente compatibili con la metodica, nonchè di quelli del tutto incompatibili, favorendo il raggiungimento dello scopo ultimo, ovvero di fornire il lettore di tutte quelle conoscenze utili ad affrontare una selezione o un colloquio lavorativo, ma soprattutto a possedere un sufficiente livello di nozioni per affrontare con serenità un periodo di tirocinio pratico e, in ultimo, abbreviare il raggiungimento di un elevato livello di competenza in uno dei settori più creativi, stimolanti e gratificanti dell'imaging diagnostico.

Questo libro è dedicato ex aequo a George Westinghouse e a Nikola Tesla. Senza il loro lavoro e senza corrente elettrica non c'è apparecchio RM che tenga...

CONTENUTI

DESCRIZIONE ANATOMICA

a cura di Alessandro Tombolesi

La spalla, nella sua componente ossea, è costituita principalmente da tre ossa che si articolano tra loro a formare l'articolazione scapolo-omerale e l'articolazione acromion claveare. Esse sono l'omero, la scapola e la clavicola.

Nelle sezioni RM sono ben visibili sui tre piani obliqui canonici di scansione, con preferenza dei piani assiale e coronale per la clavicola, dei piani sagittale ed assiale per il corpo della scapola, dei piani assiale e coronale per la glena ed articolazione gleno-omerale, di quelli coronale e sagittale per l'omero.

L'articolazione tra la scapola e l'omero prende il nome di articolazione scapolo-omerale o gleno-omerale ed è un'articolazione sinoviale mobile (diartrosi) denominata enartrosi per la presenza della superficie convessa della testa omerale che si articola all'interno della superficie concava della glena. Questo tipo di articolazione permette all'omero ampie tipologie di movimento in tutti i sensi.

L'altra articolazione, quella tra acromion della scapola e clavicola, è sempre una diartrosi ma denominata artrodia per la presenza di superfici articolari quasi piane e con limitata possibilità di movimento per scivolamento.

I principali muscoli che ricoprono esternamente la spalla sono: il trapezio posteriormente, il deltoide lateralmente ed il grande pettorale anteriormente.

Al di sotto, altri muscoli intervengono nelle funzioni motorie dell'articolazione, essi sono: il sovraspinato, il sottospinato, il piccolo ed il grande rotondo, e questi concorrono con i rispettivi tendini alla formazione della cuffia dei rotatori.

- **Cuffia dei rotatori**: con questo termine si descrive il complesso fibroso muscolare e tendineo che ricopre totalmente l'articolazione scapolo-omerale, permettendone il movimento e garantendone al contempo stabilità e protezione. La cuffia è formata dai tendini di 4 muscoli (fig.1): anteriormente il sottoscapolare (4), superiormente il muscolo sovraspinato (1), nella porzione supero-posteriore il sottospinato (anche detto infraspinato) (2), posteriormente il piccolo rotondo (3).

  La vista migliore in RM per rappresentarli tutti contemporaneamente è la sagittale, in una sezione che tagli l'omero per la visione dei tendini ed in una sezione più mediale per la rappresentazione dei ventri muscolari:

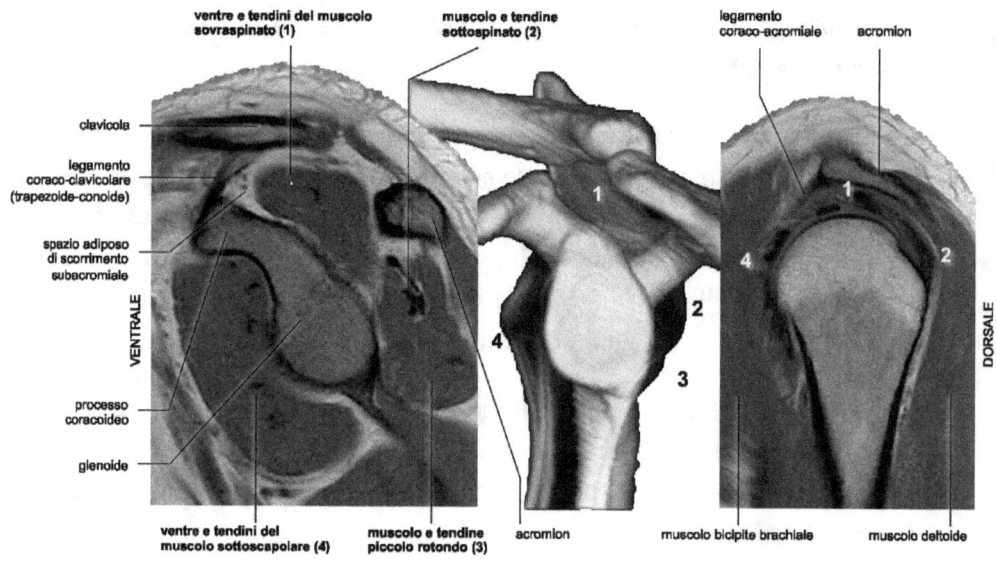

Fig. 1

- **Muscolo sottoscapolare** (fig.1, fig.2, fig.3, fig.8, fig.9): è uno dei quattro muscoli che costituiscono la cuffia dei rotatori, è situato anteriormente alla scapola ed all'articolazione gleno-omerale e posteriormente alle coste, ha origine prossimalmente nel fondo della fossa sottoscapolare e distalmente, passando al di sotto del processo coracoideo ed aderendo alla capsula articolare, si inserisce nel trochine o piccola tuberosità dell'omero. Ha forma appiattita, con larga base d'impianto a livello della fossa scapolare dove praticamente ne ricopre l'intera superficie e forma approssimativamente triangolare con punta rivolta verso l'esterno e superiormente verso l'inserzione distale.

Nelle sezioni di RM è ben apprezzabile nelle scansioni trasverse e sagittali, meno nelle coronali.

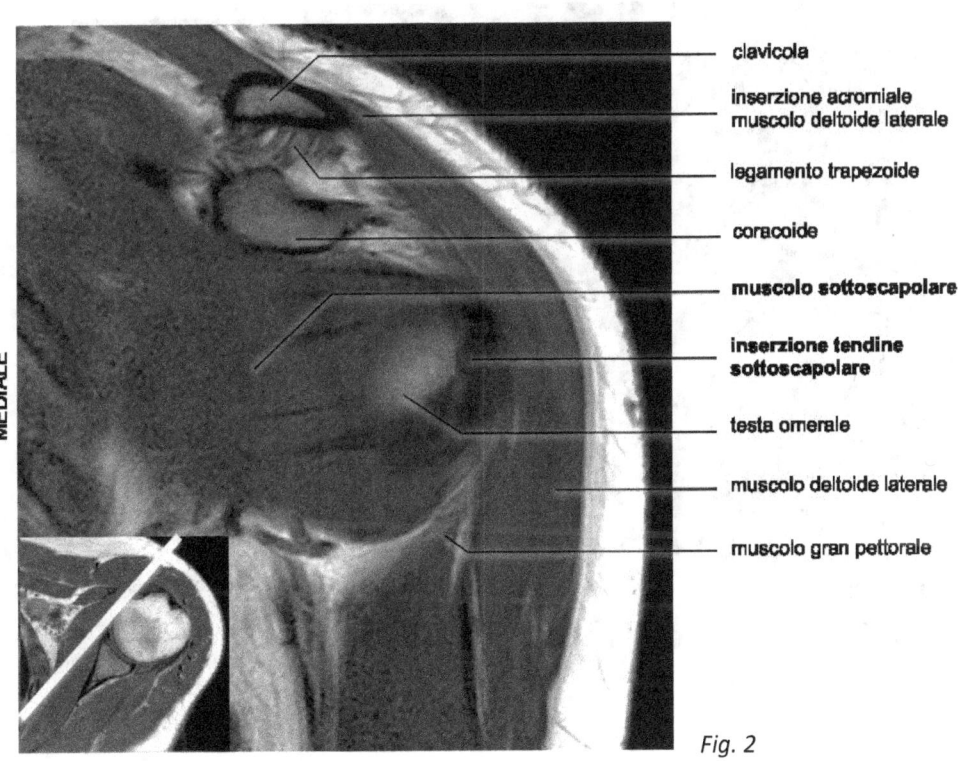

clavicola

inserzione acromiale
muscolo deltoide laterale

legamento trapezoide

coracoide

muscolo sottoscapolare

inserzione tendine
sottoscapolare

testa omerale

muscolo deltoide laterale

muscolo gran pettorale

MEDIALE

Fig. 2

- **Muscolo infraspinato** (fig.1, fig.3, fig.5, fig.8, fig.9): è uno dei quattro muscoli che costituiscono la cuffia dei rotatori, detto anche sottospinato, dal nome si evince anche il tipo di decorso ed il posizionamento relativo alla spina della scapola, quindi sul versante posteriore ed inferiore della stessa.

  La sua forma triangolare ha come ampia base d'impianto mediale la fossa omonima della scapola, e con un estensione medio-laterale, le sue fibre vanno ad inserirsi sul tubercolo maggiore o gran trocantere.

  Il tipo di decorso e la forma lo rendono ben visibile sulle sezioni sagittali e trasverse, meno sulle coronali.

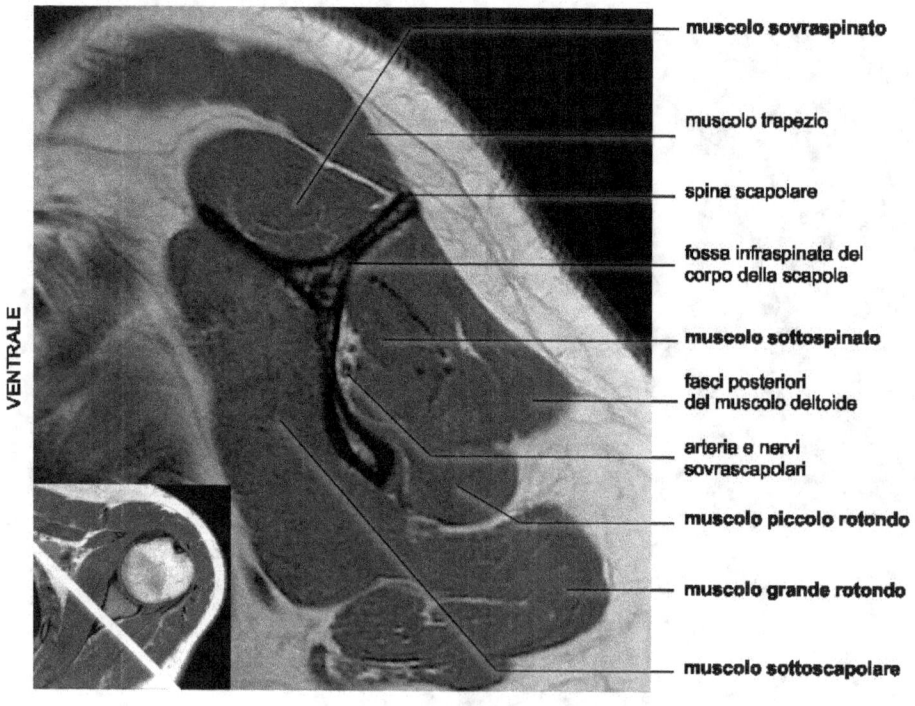

Fig. 3

- **Muscolo piccolo rotondo** (fig.1 e fig.3): è uno dei quattro muscoli che costituiscono la cuffia dei rotatori, la denominazione ne descrive anche la forma approssimativa della sua sezione. È disposto inferiormente al muscolo sottospinato ed ha approssimativamente lo stesso orientamento spaziale, con impianto prossimale sulla faccia posteriore e sul margine mediale della scapola, e distalmente sul margine inferiore del gran trocantere.

- **Muscolo sovraspinato** (fig.1, fig.3, fig.4, fig.6, fig.7): è uno dei quattro muscoli che costituiscono la cuffia dei rotatori, è situato superiormente ed ha un decorso longitudinale che si estende medio-lateralmente con inserzione prossimale nella fossa sovraspinata della scapola, e distale nella faccetta superiore del gran trocantere.

 A livello medio-distale, passando al di sotto dell'articolazione acromion-claveare, entra in stretto contatto con il legamento coraco-acromiale, determinando per strofinio una patologia che spesso si sente nominare nell'esame RM di spalla: l'impingement o conflitto sub-acromiale.

 Le sezioni che meglio rappresentano il ventre muscolare saranno quindi la sagittale e la trasversa, quelle in cui saranno meglio visibili le patologie correlate alla porzione distale, vale a dire quelle relative all'inserzione omerale, saranno invece la coronale e la sagittale.

inserzione, tendine e ventre del muscolo sovraspinato

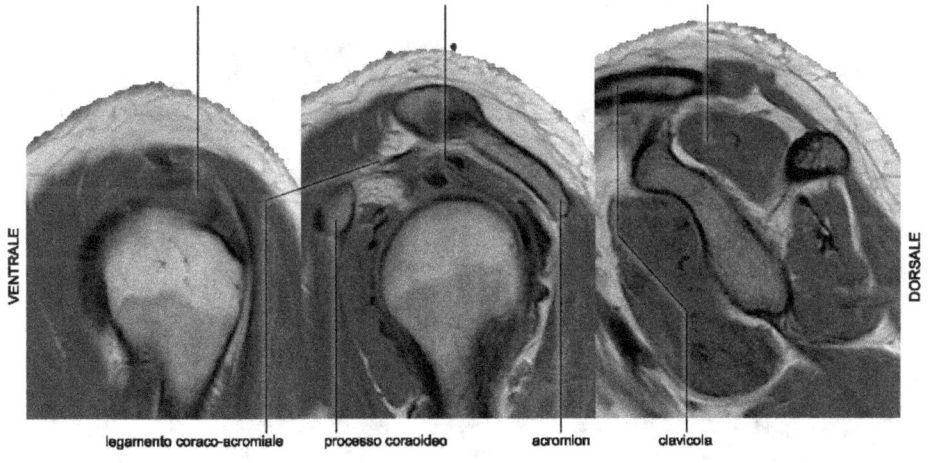

legamento coraco-acromiale   processo coraoideo   acromion   clavicola

Fig. 4

Fig. 5

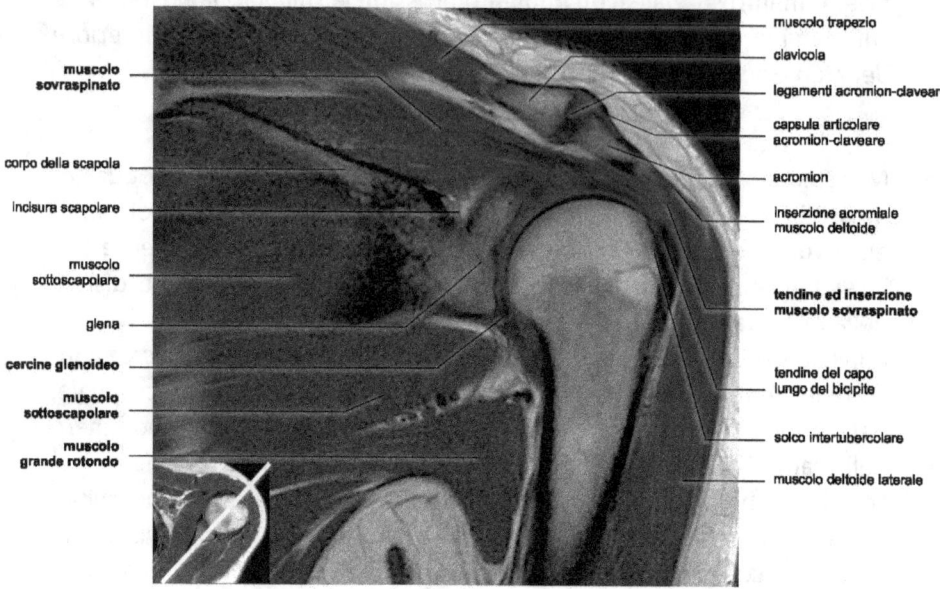

muscolo **sovraspinato**

corpo della scapola

incisura scapolare

muscolo sottoscapolare

glena

cercine glenoideo

muscolo **sottoscapolare**

muscolo **grande rotondo**

muscolo trapezio

clavicola

legamenti acromion-claveari

capsula articolare acromion-claveare

acromion

inserzione acromiale muscolo deltoide

tendine ed inserzione muscolo sovraspinato

tendine del capo lungo del bicipite

solco intertubercolare

muscolo deltoide laterale

Fig. 6

MEDIALE

muscolo trapezio

spina scapolare

acromion

muscolo sottospinato

gran trocantere testa omerale

muscolo deltoide

margine inferiore scapola

muscolo grande rotondo

muscolo tricipite

Fig. 7

VENTRALE

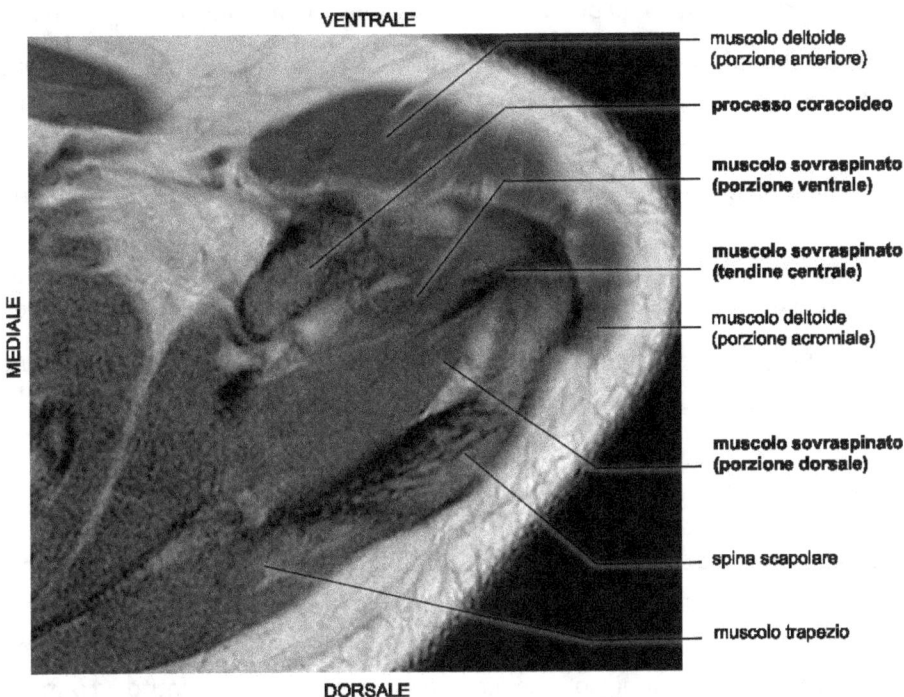

muscolo deltoide
(porzione anteriore)

processo coracoideo

**muscolo sovraspinato
(porzione ventrale)**

**muscolo sovraspinato
(tendine centrale)**

muscolo deltoide
(porzione acromiale)

**muscolo sovraspinato
(porzione dorsale)**

spina scapolare

muscolo trapezio

MEDIALE

DORSALE

Fig. 8

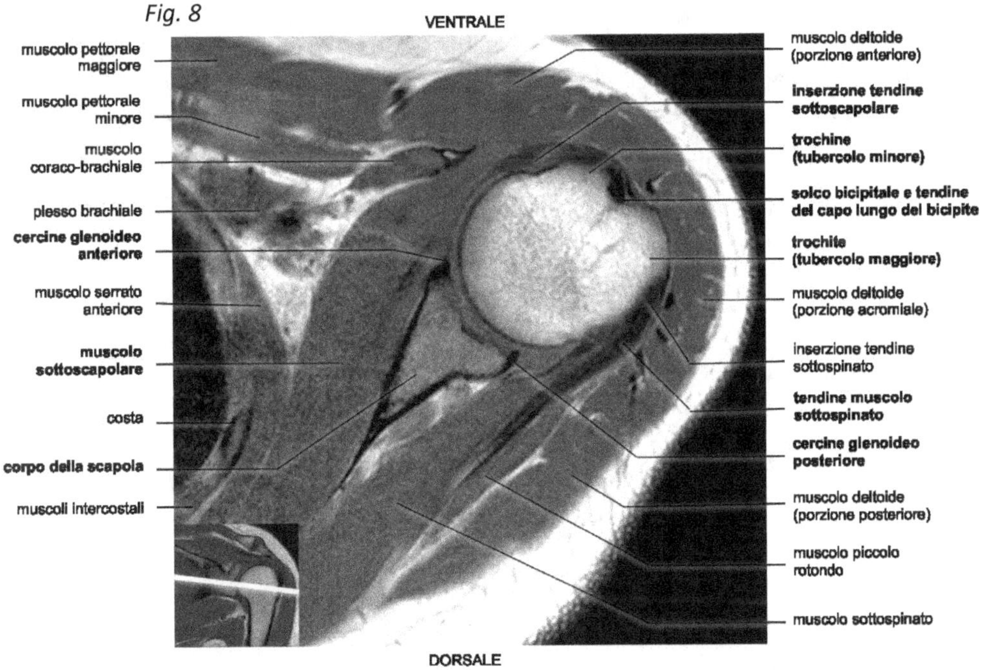

VENTRALE

muscolo pettorale
maggiore

muscolo pettorale
minore

muscolo
coraco-brachiale

plesso brachiale

**cercine glenoideo
anteriore**

muscolo serrato
anteriore

**muscolo
sottoscapolare**

costa

corpo della scapola

muscoli intercostali

muscolo deltoide
(porzione anteriore)

**inserzione tendine
sottoscapolare**

**trochine
(tubercolo minore)**

**solco bicipitale e tendine
del capo lungo del bicipite**

**trochite
(tubercolo maggiore)**

muscolo deltoide
(porzione acromiale)

inserzione tendine
sottospinato

**tendine muscolo
sottospinato**

**cercine glenoideo
posteriore**

muscolo deltoide
(porzione posteriore)

muscolo piccolo
rotondo

muscolo sottospinato

DORSALE

11

L'enartrosi tra glena ed omero è l'articolazione più mobile del corpo umano, permette infatti tutti i movimenti di abduzione, adduzione e rotazione dell'omero.

La superficie ossea della glena scapolare ha però dimensione ridotta rispetto la superficie articolare della testa omerale, ricoprendola infatti solo per 1/3 della sua superficie. A garantire una maggiore stabilità articolare, ed una maggiore superficie di appoggio, interviene il labbro o cercine glenoideo fibrocartilagineo.

• **Cercine glenoideo** (fig.1, fig.4, fig.8, fig.9): è un anello fibrocartilagineo che, fissandosi al margine concavo della superficie ossea glenoidea, incrementa di circa 1/3 la superficie articolare gleno-omerale. La sua sezione triangolare ha quindi base d'appoggio sulla glena e margine libero appuntito a contatto con la testa dell'omero.
Nella porzione superiore del cercine si inserisce per contiguità strutturale il tendine del capo lungo del muscolo bicipite brachiale.
Nell'esame di RM il cercine è apprezzabile nelle sezioni trasversa e coronale, ma la migliore visualizzazione, anatomica e patologica, si ha previa introduzione di liquido di contrasto intra articolare nell'esame denominato Artro RM (fig.10, 11 e 12).

Fig. 9

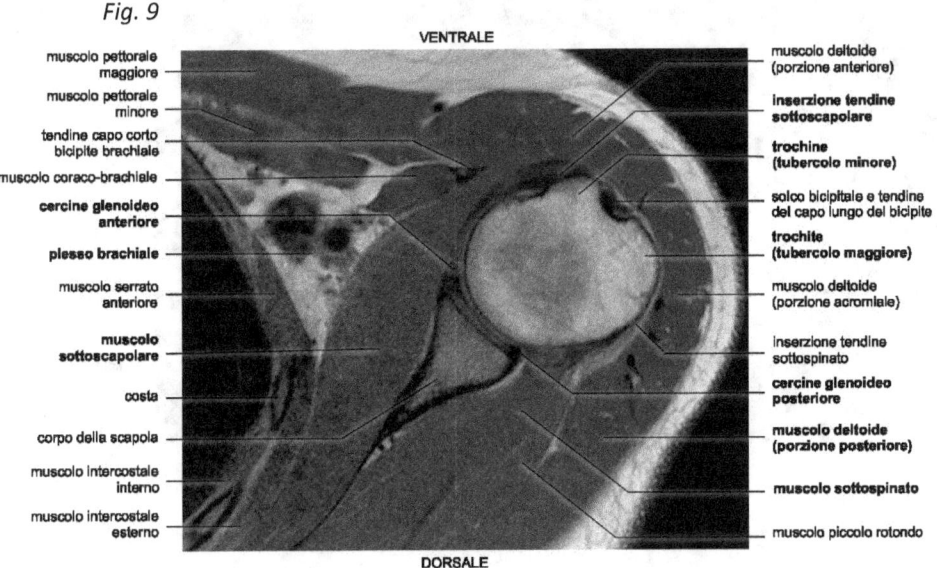

L'articolazione gleno-omerale è ricoperta da una sottile membrana fibrosa, che si estende dal labbro fino a ricoprire la testa omerale, la cui lassità permette liberamente il movimento, denominata capsula articolare.

- **Capsula articolare**: sottile membrana fibrosa che si fissa prossimalmente sul labbro glenoideo e, ricoprendo articolazione e superficie articolare dell'omero, distalmente si salda al collo chirurgico omerale. In condizioni normali all'interno della capsula articolare sono presenti pochi ml di liquido sinoviale, utili allo scorrimento delle superfici.
  Nell'esame di RM in condizioni di normalità la capsula articolare non è ben visibile. È invece ben apprezzabile la sua distensione previa introduzione di liquido di contrasto intra articolare nell'esame denominato Artro RM (fig.10, fig.11, fig.12).

Fig. 10

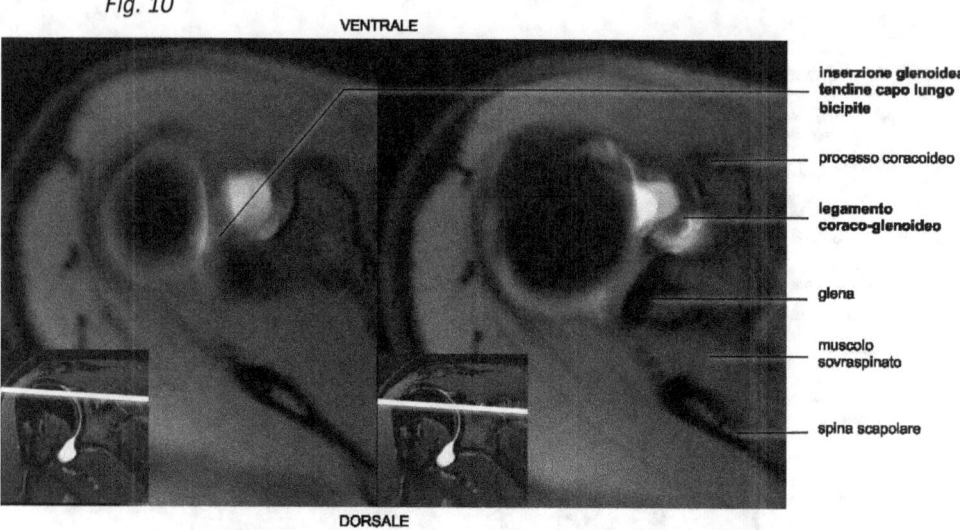

VENTRALE

inserzione glenoidea
tendine capo lungo
bicipite

processo coracoideo

legamento
coraco-glenoideo

glena

muscolo
sovraspinato

spina scapolare

DORSALE

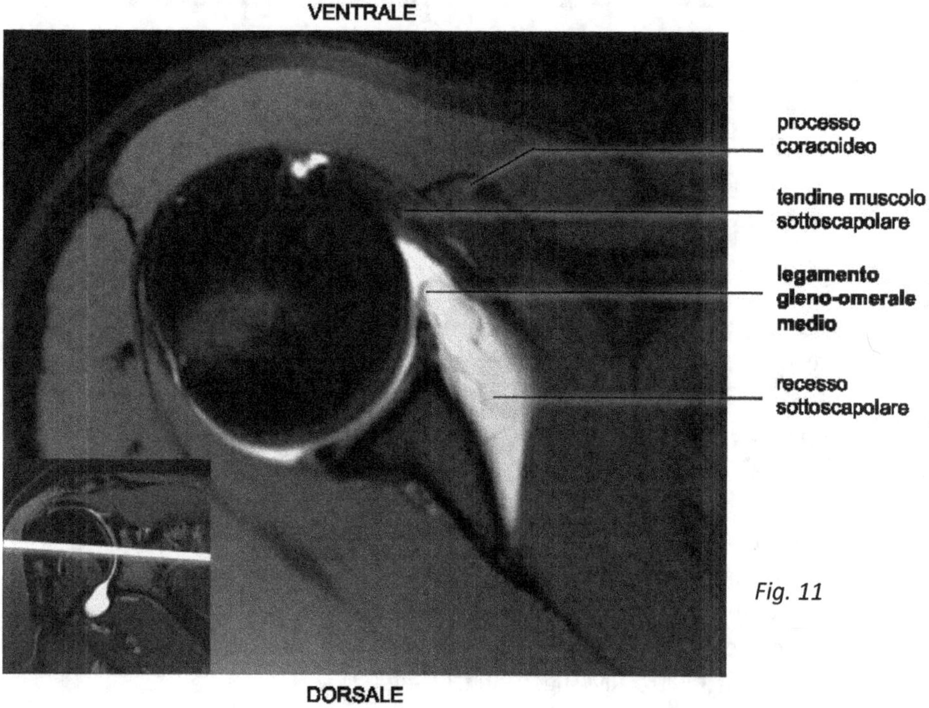

VENTRALE

processo
coracoideo

tendine muscolo
sottoscapolare

legamento
gleno-omerale
medio

recesso
sottoscapolare

Fig. 11

DORSALE

Fig. 12

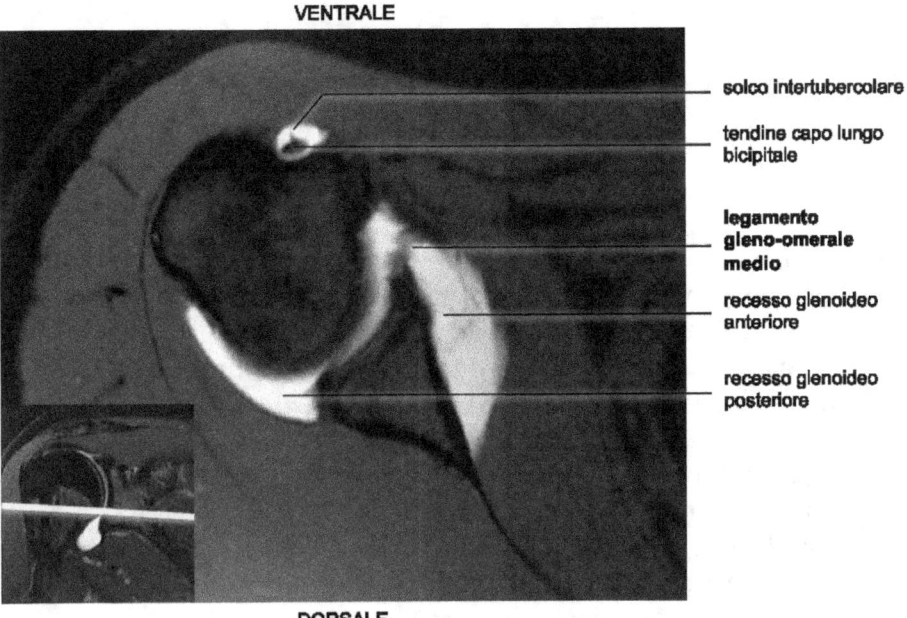

VENTRALE

solco intertubercolare

tendine capo lungo bicipitale

legamento gleno-omerale medio

recesso glenoideo anteriore

recesso glenoideo posteriore

DORSALE

Integrano e completano la funzione di movimento e di stabilizzazione della capsula una serie di legamenti detti propri ed a distanza.

- **Legamenti propri ed a distanza**: sono il legamento gleno-omerale superiore, medio ed inferiore, che assieme al legamento coraco-omerale, anche detto legamento a distanza della capsula articolare, congiungono glena con omero ed omero con coracoide.
  L'esame che permette la valutazione di questi legamenti è l'Artro RM, e le scansioni che meglio consentono di apprezzarli, in condizioni di distensione della capsula, sono la trasversa e la sagittale (fig.10, fig.11, fig.12, fig.13).

Ad agevolare la mobilità ed a proteggere tessuti e legamenti vi è del liquido sinoviale che trova sede in borse esterne alla capsula che prendono il nome dalla loro posizione: esse sono la borsa sottoscapolare, sottocoracoidea, sottoacromiale e sottodeltoidea.

Altri legamenti sono presenti nella spalla per dare stabilità all'articolazione e ricoprono un ruolo molto importante nelle patologie degenerative e nell'impingement sub acromiale.

Essi sono i legamenti tra scapola e clavicola.

- **Legamenti acromion-clavicolare e coraco-acromiale**: a partenza dall'acromion c'è il legamento acromion-clavicolare che lo mette in relazione con l'estremità distale della clavicola, ed il legamento coraco-acromiale che lo lega con l'estremità distale del processo coracoideo della scapola (fig.1, fig.4, fig.5).

- **Legamenti coraco-clavicolari**: dal processo coracoideo della scapola, più prossimalmente rispetto al legamento coraco-acromiale e diretti cranialmente, si hanno anche i legamenti trapezoide e conoide, detti coraco-clavicolari, perché lo mettono in relazione al margine inferiore della clavicola soprastante (fig.1, fig.2).

Fig. 13

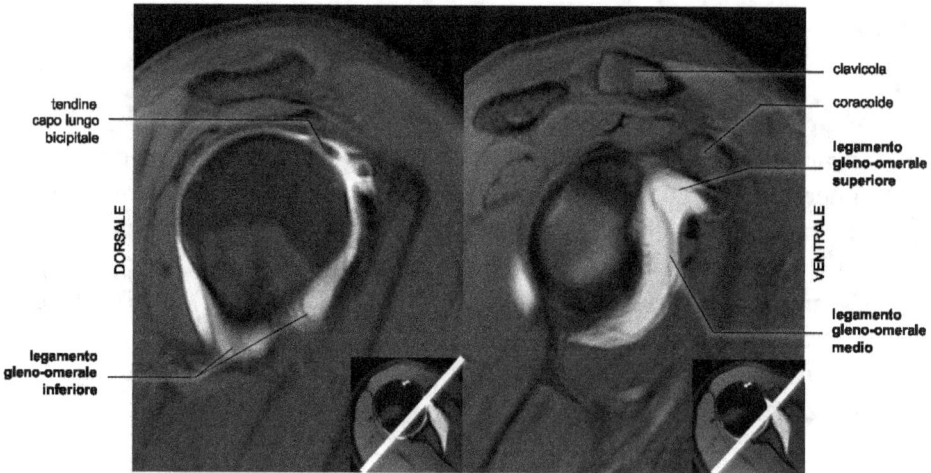

PREPARAZIONE ALL'ESAME RM
A cura di Alan Gerevini

Prerogativa fondamentale per la corretta esecuzione di un esame di Risonanza Magnetica è quella della preparazione del paziente.

Come molti sanno, la Risonanza Magnetica, a differenza di altre apparecchiature di Diagnostica per Immagini, non comporta l'utilizzo di radiazioni ionizzanti, ma di un potente campo magnetico.

A questo proposito l'esame anamnestico e la preparazione del paziente, dovranno essere visti nell'ottica in cui l'intero volume corporeo del soggetto in esame verrà influenzato dal magnetismo dell'apparecchiatura e non solamente il distretto anatomico da indagare.

Per poter essere sottoposti ad un esame di Risonanza Magnetica è necessario innanzitutto compilare un questionario anamnestico , il quale, oltre che essere uno standard di sicurezza ineludibile (D.M. 02/08/1991), presenta una parte dedicata al consenso informato per poter eseguire l'esame.

Ciascun reparto dotato di RMN presenta questionari clinico-anamnestici che differiscono leggermente tra loro nella forma, ma che devono trattare all'unanimità i punti fondamentali per una corretta prima anamnesi.

Il questionario, oltre comprendere una parte dedicata al consenso all'effettuazione dell'esame, presenta anche una parte dedita all'eventuale utilizzo del mezzo di contrasto, il quale può essere somministrato sia per via endovenosa che per via intra-articolare; la controfirma sul consenso è responsabilità del Medico Radiologo e deve essere apposta sullo stesso foglio.

Fig. 14: Tipico questionario anamnestico presente sulla richiesta al consenso informato per esami Rm del Sistema Sanitario Italiano.

· Ha eseguito in precedenza esami RM ? _____ ☐SI ☐NO
· Soffre di claustrofobia ? _____ ☐SI ☐NO
· Ha mai lavorato (o lavora) come saldatore, tornitore, carrozziere ? _____ ☐SI ☐NO
· Ha mai subito incidenti stradali, incidenti di caccia ? _____ ☐SI ☐NO
· E' stato vittima di traumi da esplosioni ? _____ ☐SI ☐NO
· E' in stato di **gravidanza certa o presunta?** _____ ☐SI ☐NO
· Ha mai avuto **reazioni allergiche dopo mezzo di contrasto o altri farmaci** ?_____ ☐SI ☐NO
· Ha subito interventi chirurgici su: _____ ☐SI ☐NO

  ☐ Testa   ☐ Addome   ☐ Collo   ☐ Arti   ☐ Torace   ☐Occhi   ☐Altro...................................

· E' a conoscenza di avere uno o più dispositivi medici o corpi metallici all'interno del corpo ? ☐SI ☐NO
· E' portatore di:

- **Pace-Maker cardiaco** o altri tipi di cateteri cardiaci ? _____ ☐SI ☐NO
- Schegge o frammenti metallici in qualunque parte del corpo ?_____ ☐SI ☐NO
- Clips su vasi sanguigni, o spirali in aneurismi, clips non vascolari (es. cervello, tube) ?____ ☐SI ☐NO
- Valvole cardiache ? _____ ☐SI ☐NO
- Stents ? Filtri cavali ? Catetere di Swan-Ganz ?_____ ☐SI ☐NO
- Defibrillatori impiantati ? _____ ☐SI ☐NO
- Distrattori della colonna vertebrale ? _____ ☐SI ☐NO
- Pompa di infusione per insulina o altri farmaci ? _____ ☐SI ☐NO
- Impianti per udito o impianti cocleari ? _____ ☐SI ☐NO
- Neurostimolatori, elettrodi impiantati nel cervello o subdurali ? _____ ☐SI ☐NO
- Altri tipi di stimolatori ? _____ ☐SI ☐NO
- Dispositivi anticoncezionali intrauterini (IUD)?_____ ☐SI ☐NO
- Derivazione spinale o ventricolare ? _____ ☐SI ☐NO
- Protesi dentarie fisse o mobili?_____ ☐SI ☐NO
- Protesi metalliche (per pregresse fratture, interventi correttivi articolari, etc),viti, chiodi, filo, ... ? ☐SI ☐NO
- Altre protesi ? _____ ☐SI ☐NO
Localizzazione ....
E' portatore di protesi del cristallino ? _____ ☐SI ☐NO
E' portatore di lenti a contatto ? _____ ☐SI ☐NO
E' portatore di piercing ?_____ ☐SI ☐NO
Localizzazione ....
Presenta tatuaggi ? _____ ☐SI ☐NO
Localizzazione...
Sta utilizzando cerotti medicali ? _____ ☐SI ☐NO

Compilato il questionario, è sempre buona cosa interrogare il paziente su quali problematiche l'hanno portato a dover eseguire l'indagine di risonanza magnetica. Un'anamnesi frontale è sempre un elemento importante per la buona riuscita dell'esame, tanto da poter essere considerata parte integrante dello stesso; inoltre anche il confronto con altre indagini od esami precedenti non fa che arricchire il bagaglio conoscitivo che si ha sulla problematica in questione e, di conseguenza, permette di centrare subito il problema su una definita linea di studio.

L'esame RM della Spalla si identifica, assieme a quello del Ginocchio, come l'indagine tipicamente richiesta per dolori cronici, recenti o per traumi sportivi: è sempre bene interrogare il paziente sulla dinamica dell'eventuale infortunio e, di conseguenza, prestare particolare attenzione durante la fase di posizionamento, soprattutto in caso di recenti lussazioni.

I primi punti fondamentali da toccare nel questionario anamnestico sono però tre:

- **precedenti chirurgici alla spalla o zone anatomiche limitrofe** (che potrebbero essere visualizzate nel campo di vista delle immagini)
- **precedenti traumatici, anche a distanza di tempo, indipendentemente che possano essere legate o meno al problema di oggi.**
- **eventuali malattie gravi e o di tipo sistemico** (leucemie, processi tumorali con possibilità di metastasi).

Si procede poi con la raccolta delle informazioni specifiche al problema attuale per il quale è stato richiesto l'esame:

- **è presente dolore?**
- **limitazione funzionale o altri disturbi della motilità?**
- **altri tipi di disturbi? (parestesie, disestesie)**
- **problematiche di trofismo muscolare**

E' bene esaminare sempre esternamente l'aspetto della spalla al fine di individuare eventuali difetti deformanti, anche solo a livello cutaneo (grossi nei, escoriazioni, bruciature o simili)

Le motivazioni più comuni all'esame sono comunque:

- **Valutazione dell'integrità della Cuffia dei Rotatori.**
- **Problematiche ossee** (fratture, fratture occulte, contusioni, osteonecrosi, lussazioni).
- **Problematiche della capsula articolare** (Sinoviti, borsiti, tenosinoviti).
- **infezioni o infiammazioni di ossa/parti molli dell'articolazione** (osteocondriti, osteomieliti, osteoartriti)
- In casi meno frequenti, **neoplasie.**

Un altro elemento che è importante prendere in considerazione, riguarda quella che è l'informativa in merito alla procedura: illustrare al paziente, con una dialettica non eccessivamente specifica, in cosa consista l'esame, può offrire una maggiore collaborazione e, tradotto in termini numerici, una concreta possibilità che l'esame venga svolto rispettando le canoniche tempistiche.

Una volta eseguita al meglio l'anamnesi, si invita il paziente ad accomodarsi in spogliatoio; qui è necessario che la preparazione per poter entrare in sicurezza in sala magnete sia effettuata nella maniera più precisa possibile: è quindi d'obbligo rimuovere tutti gli oggetti metallici, eventuali protesi dentarie od acustiche e qualsiasi altro tipo di materiale che possa creare problematiche di compatibilità con il magnete.

La miglior condizione per effettuare l'esame è quella con abbigliamento costituito esclusivamente da slip, maglietta intima/canottiera e calze (ad eccezione di calzature sintetiche), in alternativa è buona cosa essere dotati di camici di cotone o monouso di tela compatibile che fungono come primo materiale di isolamento cutaneo; tutti gli altri indumenti andrebbero fatti togliere in quanto potrebbero comunque contenere materiali in grado di deturpare la qualità dell'immagine o mettere a repentaglio la sicurezza del paziente.

CLAUSTROFOBIA
A cura di Andrea Forneris

I fenomeni di claustrofobia in risonanza magnetica hanno una frequenza che può variare in relazione a differenti fattori tra i quali il personale operante nel reparto di diagnostica, la struttura dell'apparecchiatura ed in particolare il tipo di esame. Il posizionamento del capo del paziente nei magneti a tunnel può creare fenomeni di ansia con sensazione di soffocamento; questo a causa del ridotto campo di vista e limitato alla parete superiore della cavità.

La spalla in particolare è uno tra gli esami più a rischio di intolleranza sia per la posizione del capo (pressoché centrale rispetto alla lunghezza del tunnel) sia per la lieve compressione da parte della bobina sul torace del paziente. Una crisi di panico su paziente agitato nel caso peggiore può compromettere l'effettuazione dell'esame, ma anche nei casi di semplice ansia si possono verificare aumento del ritmo respiratorio, tremolii o movimenti involontari, che portano inevitabilmente ad immagini artefattate e conseguente necessità di ripetere le acquisizioni.

Le tecniche di gestione della claustrofobia comprendono tutti gli accorgimenti generici mirati a fornire il massimo di dettagli al paziente. E' bene evidenziare più volte che:

- l'apparecchiatura rimarrà sempre aperta da ambo i lati
- l'operatore è sempre in contatto
- l'allarme manuale è a disposizione del paziente per le urgenze

con particolare attenzione a segnalare la possibilità di poter interrompere l'esame in qualsiasi istante.

In RM è sicuramente vero il detto "meglio prevenire che curare", un paziente che inizia l'esame serenamente quasi sicuramente lo porterà alla fine nel modo migliore.

Un metodo pratico mirato ad aiutare il paziente claustrofobico nella permanenza nel tunnel è quello di consentirgli di volgere lo sguardo verso una delle uscite. Le due possibilità, quindi, sono:

- capo iperflesso, rialzato con più cuscini. Il paziente ora può vedere le proprie gambe e l'uscita del tunnel. Questa posizione ha il vantaggio di essere confortevole ed adattabile anche a pazienti anziani e o cifotici, ma ha il difetto di avvicinare molto il capo alla parete superiore del tunnel (aumentando la sensazione di soffocamento). Da considerare anche che il capo volgerà verso l'uscita del tunnel più lontana tra le due.

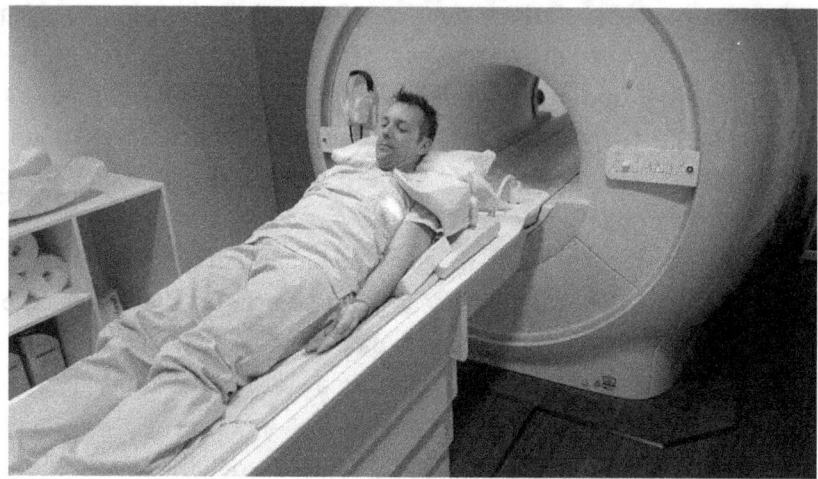

Fig. 15 – Paziente con capo iperflesso

- capo ipertesso, eventualmente con paziente il lieve trendelemburg, in questo caso l'uscita del tunnel sarà almeno 30 cm più vicina rispetto alla soluzione descritta in precedenza. Nel caso si voglia permettere ad un accompagnatore di permanere in sala con il paziente, questa posizione consente anche il miglior contatto tra i due.

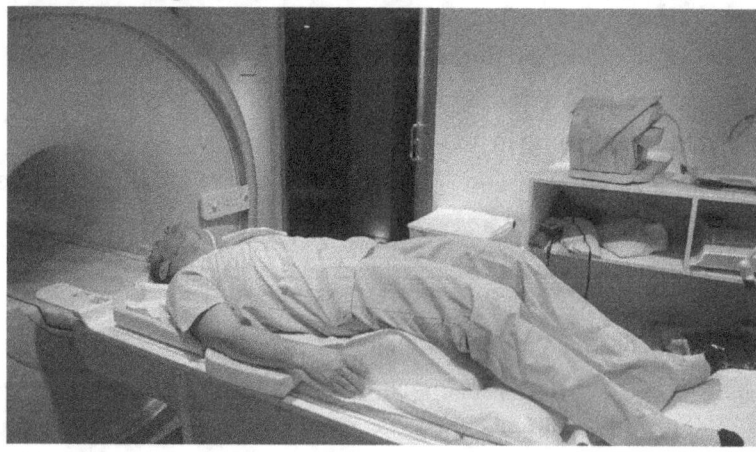

Fig. 16 – Paziente con capo ipertesso

E' possibile permettere ad un accompagnatore di restare in sala con il paziente (previo questionario di compatibilità e consenso informato), in questo caso è consigliabile sempre optare per la posizione del paziente con capo iperesteso ed accompagnatore dal lato posteriore del gantry, lato più prossimo al capo del paziente.

Un altro particolare che può fare la differenza nei casi di soggetto claustrofobico, è il contatto audio con lo stesso.

Spesso investire trenta secondi tra una sequenza e l'altra per tranquillizzare il paziente, tenerlo aggiornato sulla durata restante dell'esame ed incentivarlo a portare a termine lo stesso, può creare una condizione di complicità operatore-paziente tale per cui la sensazione di oppressione e disagio data dalla costrizione spaziale può essere scacciata con successo, l'investimento temporale è minimo, ma il risultato può essere molto favorevole, sia per l'operatore che per l'esaminato. In supporto ulteriore al comfort di pazienti claustrofobici (e non), alcune apparecchiature RM presentano configurazioni software compatibili con programmi di lettura audio/mp3, in questi casi è possibile far ascoltare musica per bypassare l'ulteriore ansia creata dall'acustica della macchina mettendo ulteriormente a suo agio il paziente.

Non esistono molti altri accorgimenti da attuare per i pazienti claustrofobici che devono effettuare l'esame RM di spalla, l'operatore deve quindi considerarlo come un esame a rischio (insieme alla RM CAPO-COLLO) ed approcciare la procedura con la maggior attenzione possibile.

POSIZIONAMENTI
A cura di Alan Gerevini

Nella diagnostica RM della Spalla il paziente viene posizionato supino, orientamento Head-First (testa-piedi) con la spalla in esame il più possibile al centro del lettino in modo da sfruttare al meglio l'omogeneità del campo magnetico B_0.

E' necessario avere a disposizione:

- Bobina dedicata o in alternativa bobina "flex".
- Cuscino e cunei di gommapiuma per garantire al paziente un comfort ed un isolamento cutaneo adeguato.
- Sacchetti di sabbia e spessori di gommapiuma per stabilizzare il paziente una volta posizionato.
- Devices per la sicurezza quali cuffie/tappi per le orecchie e campanello di allarme.

La bobina dedicata allo studio della spalla si presenta, per la maggior parte dei casi, come una sorta di spalliera in plastica rigida simile a quelle usate dai giocatori di Football Americano; le modalità con cui essa si presenta sono solitamente tre, ognuna delle quali comporta accorgimenti differenti al fine di assicurare il corretto posizionamento del paziente e la massima omogeneità di segnale sulle immagini acquisite.

Bobina con "connettore a cavo montata su poggia-schiena"

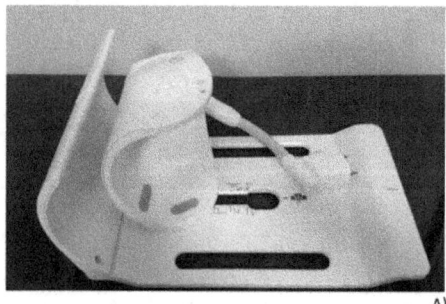 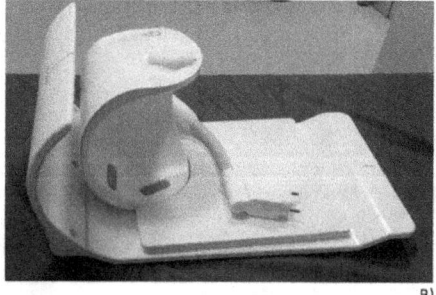

A)   B)

Fig 17: Bobina a spalliera con carrello di scorrimento per cambio lato d'esame (A) e successivamente ricoperta da poggia-schiena in gommapiuma (B).

Questa struttura si presenta con un piccolo poggia-schiena dal quale emerge la "spalliera" con connettore incorporato montata su un piccolo binario di scorrimento (Fig.xx a) atto a cambiare l'orientamento della bobina a seconda del lato da esaminare.

In questo caso la modalità di posizionamento più consona è quella di accompagnare il paziente, inizialmente seduto sul lettino, in posizione supina con un movimento "rotatorio" al fine di inserire la spalla all'interno della "spalliera" con un unico movimento mentre il paziente si corica.

La testa del paziente andrà sull'apposito cuscino, leggermente rialzato in modo da mantenere il capo il più possibile parallelo al tronco.

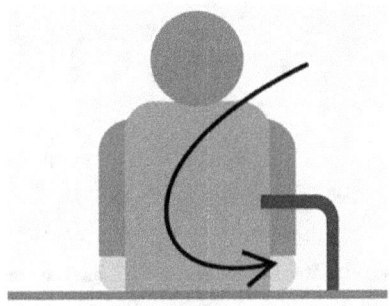

Fig 18: Posizionamento con indicato il movimento rotatorio a discendere nella bobina.

Bobina con "connettore a spina" da inserire su complesso poggia-schiena e poggia-testa"

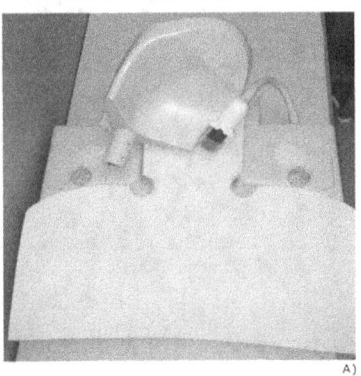 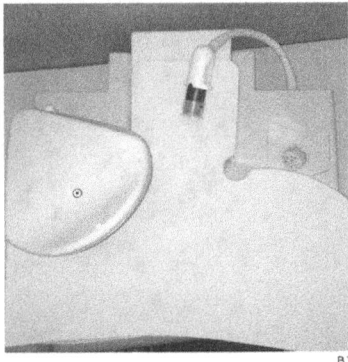

Fig 19: Bobina con connettori a spina libero (A) e connesso (B) montata su poggia-schiena e poggia-testa.

In questo caso la Struttura si presenta con il connettore di bobina a spina ed un poggia-schiena più grande dotato anche di poggia-testa, con relativa presa della bobina da ambo il lati.

Qui si può posizionare il paziente sia con il metodo descritto precedentemente, ossia a bobina inserita, che facendolo posizionare supino per poi inserire la bobina direttamente a paziente coricato; il primo caso è più indicato in caso di pazienti robusti in modo tale da essere sicuri che la bobina sia correttamente agganciata, questo in quanto nel secondo caso, le importanti dimensioni del paziente possono creare non pochi impedimenti durante l'aggancio.

La testa si posizionerà sul poggia-testa incorporato nella struttura.

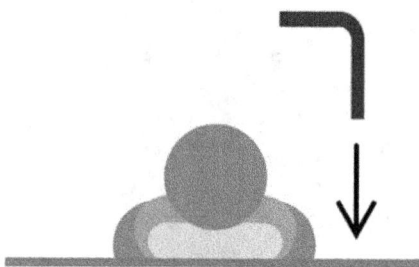

Fig 20: Inserimento bobina a paziente coricato, sconsigliato in pazienti robusti.

Bobina a "Incalzo" con connettore a cavo.

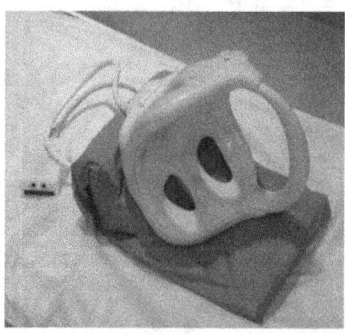 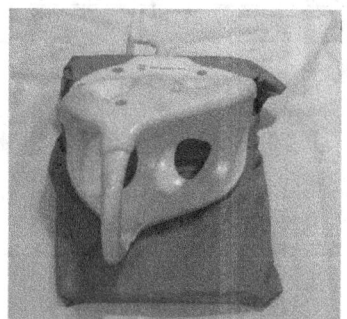

Fig. 21: Bobina con connettore a cavo, vista da due inquadrature; l'anatomicità corretta per lo studio di ciascun lato si ottiene ponendo la struttura con la parte identificata dalla lettera L (sinistra) od R (destra) verso l'alto.

Questa struttura rende l'operazione di posizionamento molto semplice: è sostanzialmente la "solita" spalliera alla base della quale parte un anello di plastica rigida che permette all'operatore di far calzare la bobina come se fosse un tutore di spalla. In questo modo è possibile posizionarla con paziente in ortostatismo per poi farlo accomodare supino con testa sul cuscino e la spalla in esame su una base solitamente di gommapiuma.

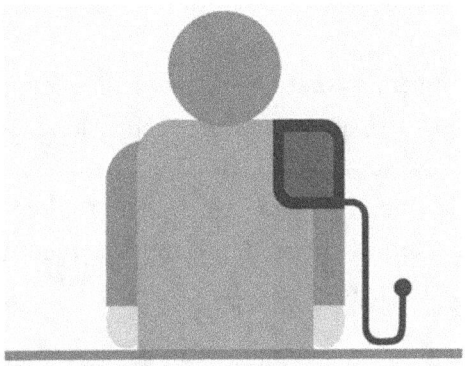

Fig 22: Posizionamento con bobina ad incalzo

Bobina "flex"

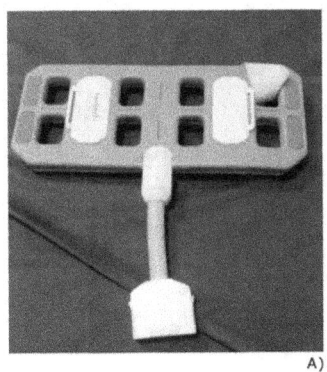

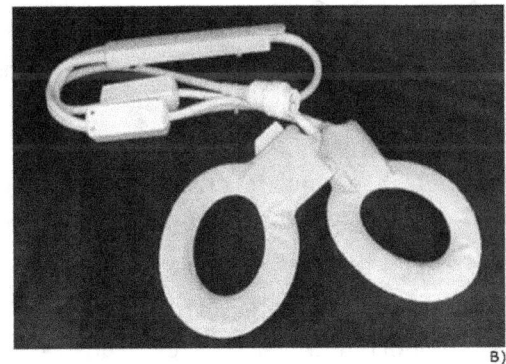

A)

B)

Fig. 23: Due differenti versioni di bobina Flex: la prima modello rettangolare flessibile (A), l'altra classica bobina Flex ad anello (B). Entrambe fissabili al paziente mediante strip.

Queste bobine di superficie sono l'alternativa alla bobina dedicata, possono essere sia rettangolari e flessibili (Fig. A), sia ad anello/i rigido/i (Fig. B). In entrambi i casi è sufficiente fissarle con fasce a strip, il più possibile aderenti alla struttura anatomica in esame.
Queste bobine sono tutte strutturate con un connettore a cavo.

Una volta che il paziente è coricato e la bobina è correttamente posizionata, si procede con il fissaggio del set-up e l'isolamento del paziente.
E' consigliabile utilizzare spessori o cunei di gommapiuma sia per limitare gli artefatti respiratori dati dall'espansione della porzione più craniale della cassa toracica sia per evitare il contatto diretto del paziente con la bobina, elemento quest'ultimo che potrebbe comportare bruciature e, in caso di utilizzo di sequenze con saturazione spettrale del grasso, creare artefatti.

Il complesso orientamento di muscoli e tendini richiede un'ulteriore attenzione al dettaglio durante il posizionamento. La visualizzazione delle componenti muscoloscheletriche deve essere tenuta in considerazione, in accordo con il medico radiologo, al momento del posizionamento del braccio in esame. La supinazione di mano ed avambraccio porta il complesso omerale a comprimere sulla porzione anteriore della capsula articolare promuovendo nelle acquisizioni coronali una separazione fra sovraspinato ed infraspinato; la pronazione invece è sicuramente considerata una posizione più confortevole per il paziente, ma consente un incrocio dei tendini suddetti, il quale potrebbe simulare a riscontro di immagini una lesione della cuffia.
Il braccio di interesse del paziente è allungato lungo il fianco con il palmo della mano rivolto verso l'alto ed immobilizzata da sacchetti di sabbia o bloccato sotto la coscia.. Il campanello di emergenza verrà quindi tenuto nella mano del braccio non in esame.
E' importante far si che l'intero braccio della spalla in esame sia in supinazione/pronazione e non solamente la mano, questo perché spesso l'omero non segue l'avambraccio durante i movimenti rendendo così inefficiente, a riscontro di immagine, il posizionamento dell'arto. I

pazienti iperalgici possono utilizzare anche posizioni neutre con il palmo della mano appoggiato lateralmente alla coscia.

Tutti i movimenti atti a posizionare il paziente vanno eseguiti con grande cautela, soprattutto in caso di recenti lussazioni; è infatti consigliabile accompagnare il paziente durante la discesa sul lettino d'esame con un braccio posto dietro la spalla in esame o la dietro testa in modo da ridurre al minimo gli sforzi.

Al fine di massimizzare la centralità della spalla in esame rispetto al gantry e, nel contempo, limitare l'obliquità dei pacchetti in acquisizione coronale evitando quindi ribaltamenti, vengono disposti uno o più cunei di gommapiuma sotto il fianco e il torace controlaterale del paziente al fine di sfruttare la porzione centrale del lettino senza eccedere con il contatto del lato controlaterale del paziente al gantry.

Coricato e fissato il posizionamento si procede con l'isolamento del paziente. La cute non deve avere contatti diretti con strutture proprie della bobina o del magnete, va isolata o con cunei di gommapiuma o, in alternativa un lenzuolo; questo perché il contatto diretto può generale correnti così dette "parassite" che possono recare danni quali scottature, irritazioni o abrasioni. Nella Risonanza Magnetica della spalla, esiste la possibilità che il lato controlaterale del paziente sia adeso al gantry; anche in questo caso è consigliabile evitare un contatto diretto procedendo con un'operazione di isolamento mirata.

Dopo un brevissimo refresh sulla procedura che verrà avviata vengono fatte indossare le cuffie al paziente, sia per protezione dal rumore sia per comunicazione con l'operatore.

Procedere con la centratura e l'avanzamento verso l'isocentro.

Come ultima operazione assicurarsi che il paziente sia in una posizione confortevole considerando una tempistica di almeno 15-20 minuti.

ABER

In caso di esame di artro-rm, con richiesta specialistica per ricerca di piccole lesioni del muscolo o del tendine del sovraspinato, è possibile eseguire l'esame nella posizione aber la quale ne favorisce la visualizzazione promuovendo una condizione di maggior rilassamento di muscolo e tendine.

L'acronimo sta a indicare un posizionamento in abduction external rotation: il paziente, in posizione supina, dovrà portare l'omero di fianco al capo, gomito flesso a 90° e avambraccio disteso; in alternativa, andando sempre incontro alle esigenze di comfort del paziente la mano può essere posta a livello del bregma.

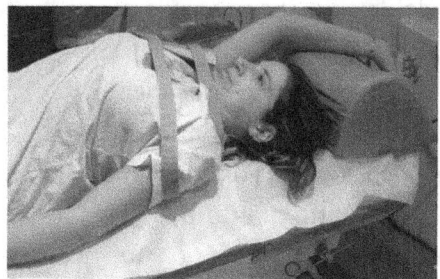 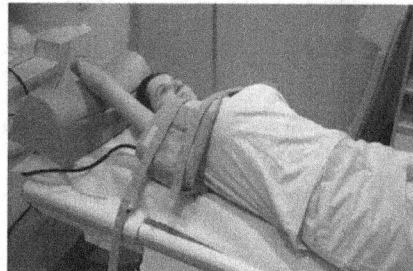

Fig. 24: posizionamento ABER con distensione dell'arto in esame su supporto in gommapiuma

In questa indagine sarà importante isolare al meglio il paziente e posizionare la bobina flex (l'unica utilizzabile) adesa il più possibile all'articolazione sia anteriormente, fissata quindi con strip, che posteriormente, facendoci coricare sopra il paziente; a questo proposito, nella maggioranza dei casi, la flessione del gomito sarà maggiore di 90° per poter permettere al paziente di entrare nel gantry; al fine di massimizzare la cooperazione tra operatore e paziente è possibile che il braccio venga posto sotto il capo per favorirne l'immobilità e la stabilità.

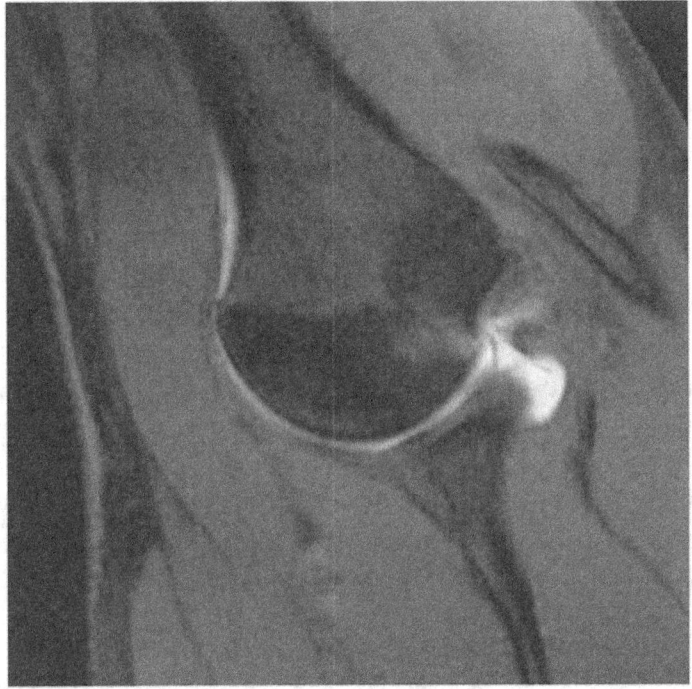

Fig 25: esempio di sequenza T1 FAT SAT coronale con paziente in posizione ABER.

Questa indagine necessita della totale collaborazione e comfort del paziente, anche perché quest'ultimo sarebbe bene che assumesse la posizione d'esame già qualche minuto prima dell'inizio dello stesso, al fine di favorire lo stravaso di contrasto all'interno delle piccole ed eventuali lesioni muscolo-tendinee da indagare.

ARTEFATTI
A Cura di Alan Gerevini

Nell'imaging di Risonanza Magnetica viene definito "artefatto" tutto ciò che è rappresentato nell'immagine, ma che non ha correlazioni con quella che è la reale anatomia e/o intensità di segnale tipica del distretto corporeo esaminato.

Le cause correlate all'insorgenza degli artefatti sono molteplici; alcuni sono prevedibili, altri no; alcuni sono direttamente legati a problematiche intrinseche all'apparecchiatura RM, altri causati dal paziente stesso.

In ambito di Risonanza Magnetica muscoloscheletrica la gamma di artefatti nella quale si incorre è limitata, ma è necessario conoscerla al meglio al fine di prevenirne l'insorgenza.

A questo proposito illustriamo ora i principali tipi di artefatto enunciandone le cause, spiegandone come essi si manifestano sull'immagine e fornendo suggerimenti per limitarne l'insorgenza.

ARTEFATTI DA MOVIMENTO:

Come in qualsiasi indagine radiologica il movimento è un fattore che influenza negativamente la qualità dell'immagine. In Risonanza magnetica l'immobilità del paziente è di fondamentale importanza al fine di produrre un buon esame.

Gli artefatti da movimento possono essere figli di molteplici cause: la respirazione del paziente, l'impossibilità di quest'ultimo a rimanere fermo a causa di un posizionamento poco comodo, colpi di tosse/starnuti fino a movimenti involontari (propri della fase REM oppure crampi improvvisi), tipici di esami lunghi.

Gli artefatti da movimento si presentano come *Ghost* (fantasmi): la non correlazione tra i protoni eccitati dall'impulso e la localizzazione spaziale della loro risposta, porta ad ottenere, nelle immagini, strie iperintense che seguono i bordi del distretto anatomico in esame lungo l'asse di codifica di fase.

A causa del movimento, la fase acquisita dai protoni del corpo del paziente, non rispecchia quella che ne permetterebbe la corretta localizzazione spaziale, ma una fase corrispondente ad altra posizione, provocando quindi una sorta di *shift* lungo l'asse di codifica di fase.

L'artefatto viene prodotto appunto dallo shift di tutto lo strato, ma la visibilità del ghost, a riscontro di immagine, è data principalmente dall'iperintensità del grasso sottocutaneo.

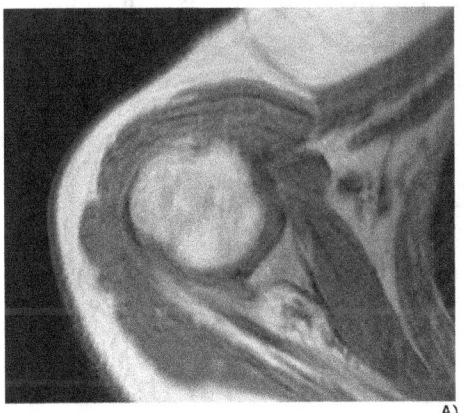 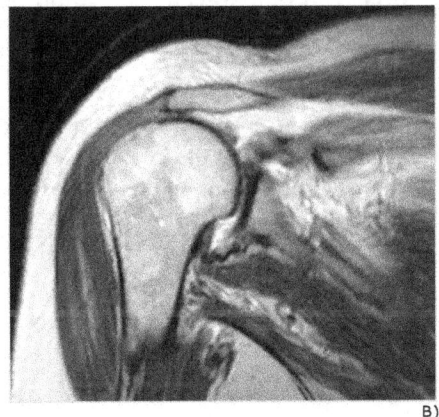

A) B)

Fig. 26: Tipico aspetto di immagini viziate da movimenti respiratori. In figura A il movimento è incentrato nella porzione articolare; in figura B si apprezza la proiezione del grasso sottocutaneo nell'aria sovrastante la spalla.

Gli artefatti con incidenza regolare, come per esempio quelli da respiro, si manifestano sull'immagine a intervalli regolari, questi sono più evidenti durante studi di strutture addominali od articolari del distretto superiore come spalle, sterno e clavicole.

Anche se non direttamente dipendenti dal paziente, tra la cerchia degli artefatti da movimento si identificano anche quelli "da flusso": la perpendicolarità di un vaso afferente o efferente con gli strati in esame provoca la proiezione continua della struttura vascolare via via meno marcata lungo l'asse di codifica di fase. L'immagine del vaso può essere sia iperintensa che ipointensa in quanto nel momento in cui il segnale viene raccolto, i protoni del sangue, che si "muovono" all'interno dei vasi, vengono eccitati precedentemente, questo in quanto le apparecchiature moderne lavorano con la tecnica multislice; in caso di utilizzo di apparecchiature monostrato il segnale del vaso sarà nullo in quanto i protoni che al momento dell'eccitazione si trovavano al di fuori dello strato in esame, vi sono entrati solo progredendo all'interno del vaso.

Gli artefatti da movimento rappresentano uno dei maggiori problemi in diagnostica RM, questo perché impediscono la visualizzazione di dettagli nello studio soprattutto delle piccole strutture, vediamo quindi delle strategie per poterli ridurre:

Immobilità fisica

Il primo elemento per scongiurare l'insorgenza di artefatti da movimento è sicuramente dato dall'immobilità del paziente. Il posizionamento e le direttive dell'operatore sono di fondamentale importanza per la positiva riuscita dell'esame. Da sacchetti di sabbia a spessori di gommapiuma, i devices di cui le apparecchiature dispongono vanno sempre investiti per ottimizzare il posizionamento del paziente e garantirne il corretto set-up durante l'esame.Dettaglio importante è sicuramente quello di riempire gli spazi tra il distretto anatomico in esame e la bobina con cunei e spessori in modo da evitare anche piccoli spostamenti involontari.

Gating Respiratorio o Apnea Respiratoria

Questo metodo è basato sul continuo monitoraggio del movimento respiratorio mediante un dispositivo a pressione (a cuscinetto o a fisarmonica), direttamente collegato al torace o all'addome del paziente.

Il gating permette di ridurre i ghost tipici del movimento respiratorio minimizzandone le variazioni di segnale: l'apparecchiatura procede con l'acquisizione solo quando la curva del ciclo respiratorio del paziente ritorna nella posizione prestabilita durante la fase di calibrazione in modo tale da sovrapporre il posizionamento delle varie strutture potenzialmente in movimento durante il respiro.

Lo svantaggio nell'utilizzo di questa tecnica si ha in termini di tempo: l'acquisizione può raddoppiare o triplicare la sua durata, questo soprattutto in relazione alla regolarità del respiro del paziente.

L'alternativa valida al gating respiratorio, in caso di paziente collaborante, è rappresentata dall'esecuzione di scansioni frazionate (2-4) in apnea "Breath Hold".

Invitando il paziente a non respirare (solitamente in fase di espirio) per i pochi secondi necessari all'acquisizione, si va ad annullare il movimento delle strutture anatomiche riuscendo ad ottenere, alla fine delle plurime acquisizioni, immagini con pochissimi artefatti, solitamente insignificanti a fini diagnostici.

A differenza delle acquisizioni con gating, quelle in apnea concorrono ad un notevole risparmio di tempo, ma necessitano della totale collaborazione del paziente, a questo proposito è consigliabile utilizzare le sequenze Breath Hold con pazienti giovani.

Tecniche di riempimento del K-spazio non cartesiane

Queste tecniche, denominate blade/multivane/propeller/jet/radar a seconda della casa produttrice dell'apparecchiatura, si servono di gruppi di linee parallele, poste a raggiera, fatte ruotare attorno ad una regione di interesse riempiendo i dati del centro del k-spazio radialmente in modo da correggere eventuali artefatti da movimento. Le immagini prodotte da ciascun gruppo presentano un sovracampionamento delle regioni centrali del k-spazio producendo delle immagini a bassa risoluzione; con queste è possibile ricostruire un'immagine a bassa risoluzione spaziale, ma con una discreta risoluzione di contrasto. Se il paziente si muove tra un'acquisizione e l'altra, il software è in grado di confrontare tali immagini ed utilizzarle per correggere l'artefatto da movimento.

Il principale svantaggio di questa tecnica è sicuramente l'aumento dei tempi di acquisizione, a questo proposito l'uso di questa modalità d'acquisizione è da limitarsi a sequenze più veloci come Turbo Spin Echo T2 e Gradient Echo a TR brevi.

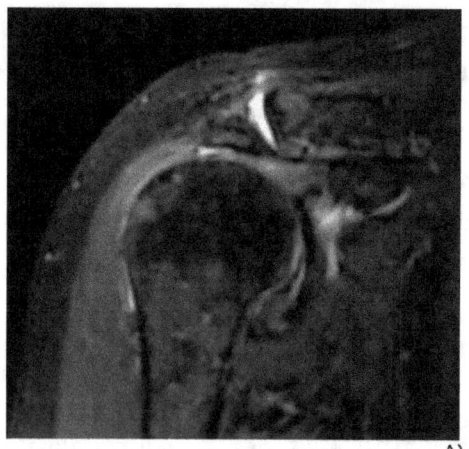
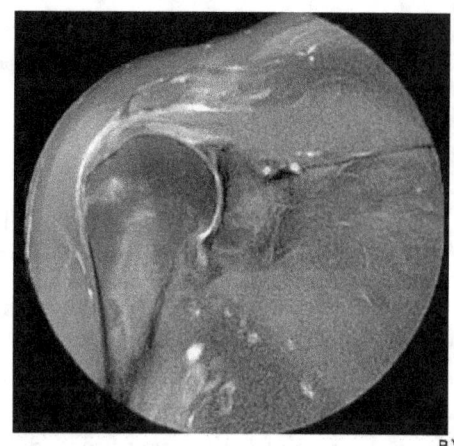

A)

B)

Fig. 27: Metodo di campionamento cartesiano (A) e metodo di

campionamento radiale (B), da notare in quest'ultimo la forma circolare del FoV, caratteristica della tecnica.

ARTEFATTO DA "MAGIC ANGLE"

L'artefatto "Magic Angle" si manifesta nel corso di esami nei quali l'oggetto di studio, o parte di esso, è costituito da strutture ricche di fibre di collagene come tendini, legamenti o menischi.

In condizioni standard le strutture con alto contenuto di collagene, caratterizzate da un T2 piuttosto breve, tendono a limitare la motilità delle molecole d'acqua presenti al loro interno, favorendo le interazioni fra dipoli. Il contatto delle molecole d'acqua con le strutture ricche di collagene, aumenta la probabilità di queste interazioni accelerandone la perdita di coerenza di fase conferendo quindi un T2 ulteriormente scarso. Questa probabilità di interazione è tuttavia correlata a quello che è l'orientamento geometrico delle strutture fibrose rispetto all'asse del campo magnetico B0, massimizzandone il valore quando l'inclinazione è esattamente parallela alle linee del campo magnetico (angolo 0°) oppure con un orientamento perpendicolare ad angolo retto (angolo 90°). La minima probabilità di interazione però si raggiunge ad un particolare valore dell'angolo, pari circa a 55°; questo, detto appunto Magic Angle, crea un'evidente iperintensità di segnale a livello di una struttura con un importante quantitativo di collagene, tipicamente propria di uno scarso T2.

A questo proposito, in sequenze proprie di TE lunghi, il fenomeno di iperintensità creato dal "Magic Angle" non ha effetti di alterazione evidenziabili, questo perché il TE usato è notoriamente più lungo del tempo di rilassamento T2.

Questo tipo di artefatto si manifesta in sequenze Spin Echo, Turbo Spin Echo e Gradient Echo con variabili effetti; è più severo nelle Spin Echo tradizionali, mediamente deleterio nelle Turbo Spin Echo e moderato nelle Gradient Echo.

L'alterato segnale delle strutture soggette a "Magic Angle", può essere arginato con successo incrementando il TE al di sopra di valori critici per ciascuna delle sequenze sopra elencate; questo valore corrisponde a 40 per le sequenza Spin Echo tradizionali, 70 per le Turbo Spin Echo e 30 per le Gradient Echo.

Il vantaggio offerto da questo tipo di approccio correttivo è sicuramente quello di sviare casi di falso positivo, ma nel contempo è concreto il rischio di perdere quell'informazione patologica relativa a lievi processi infiammatori (tendiniti ed altre piccole lesioni).

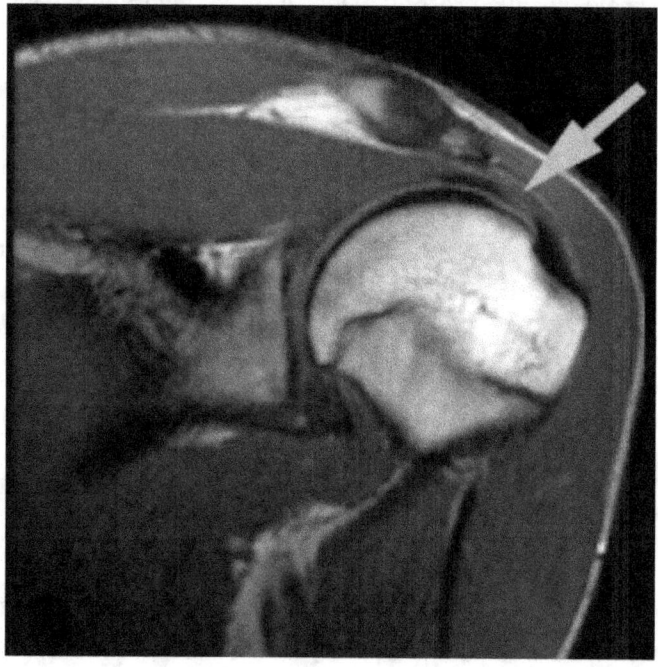

Fig. 28: Tipica area d'iperintensità non patologica soggetta a "Magic Angle"

-ARTEFATTO DA CHEMICAL SHIFT

L'effetto del Chemical Shift è dato da piccoli cambiamenti nella frequenza di risonanza dovuti alle differenti condizioni degli ambienti molecolari dei nuclei atomici.

I protoni Idrogeno del grasso, per esempio, sono immersi all'interno di trigliceridi a catena lunga e coperti da nuvole di elettroni. Queste nubi schermano parzialmente i protoni di grasso da tutti gli effetti di un campo magnetico applicato dall'esterno. I protoni Idrogeno dell'acqua invece, sono meno schermati perché le loro nuvole elettroniche sono "annullate" dall'atomo di Ossigeno altamente elettronegativo.

A causa di queste differenze elettro-strutturali un protone proprio del grasso risente di un campo magnetico locale leggermente più debole, presentando una frequenza di risonanza lievemente inferiore rispetto ad un protone d'acqua ad esso limotrofo.

Il Chemical Shift acqua/grasso è all'incirca di 3,5 ppm; in un campo magnetico da 1.5T la differenza fra la frequenza di risonanza di grasso e acqua è di circa 220 Hz, sul 3T quasi il doppio (circa 430 Hz).

In Risonanza Magnetica la posizione di un oggetto viene assegnata, in base alla frequenza di risonanza dell'elemento stesso, lungo l'asse di codifica di frequenza. Se in uno stesso voxel coesistono sia protoni dell'acqua che del grasso, il segnale emesso da questi ultimi presenterà una frequenza inferiore rispetto a quello dell'acqua.

A questo proposito, se la frequenza di un sistema è impostata sull'acqua, il segnale proveniente dal grasso sembra provenire da altri protoni dell'acqua situati in un altro voxel. Quando le varie intensità di segnale vengono assegnate a quella che dovrebbe essere l'immagine finale, la posizione del segnale dei protoni del grasso verrà spostata rispetto a quella reale; a causa di questo "mismapping" i lipidi lasceranno un vero e proprio vuoto di segnale nella posizione in cui sarebbero dovuti essere e, di conseguenza, un'iperintensità di segnale

nei pixel dove sono stati erroneamente dislocati andando a sovrapporsi al segnale di altri tessuti.

Questo errore si presenta a riscontro di immagine con bande iper o ipo intense lungo i bordi di una struttura anatomica; quelle più comunemente colpite da chemical shift sono quelle contenenti acqua e circondate da adipe come fegato, reni, nervi ottici, fasci muscolari e nervosi.

L'artefatto da Chemical Shift è sostanzialmente basato su un'errata localizzazione del voxel. Per poter far fronte a questa problematica è necessario ridurre la dimensione dei pixel andando quindi ad operare su FoV e matrice diminuendo le dimensioni del primo ed incrementando la seconda.

Un altro stratagemma per diminuire questo artefatto consiste nell'andare ad eliminare selettivamente una delle componenti responsabili del mismapping come per esempio il grasso attraverso l'uso di sequenze atte a saturarlo.

Nei casi in cui è possibile, anche aumentare la larghezza di banda degli impulsi di radiofrequenza aiuta a contrastare il fenomeno del Chemical Shift: questo perché aumentando la distanza in frequenza del grasso e degli altri tessuti si ha un minor spostamento fisico di segnale sulla matrice.

ARTEFATTI DA SUSCETTIVITA' MAGNETICA

L'incidenza di questo artefatto è data dalla variazione della sperimentazione del campo magnetico da parte dei singoli protoni; i defasamenti ai quali sono sottoposti sono diversi e, proprio a causa di questa disomogeneità, i segnali varieranno discontinuamente generando l'artefatto.

Negli studi di RM articolare, essendo provocato dalla presenza di oggetti metallici, è sempre prevedibile proprio perché la presenza o meno di materiale metallico va necessariamente confermata prima di iniziare l'esame.

Gli oggetti ferromagnetici, essendo causa di disomogeneità all'interno del campo magnetico, si presentano nell'immagine come un vero e proprio vuoto di segnale spesso circondato da strie o spot iperintensi.

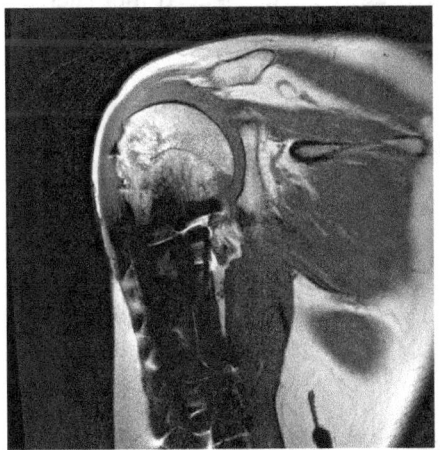
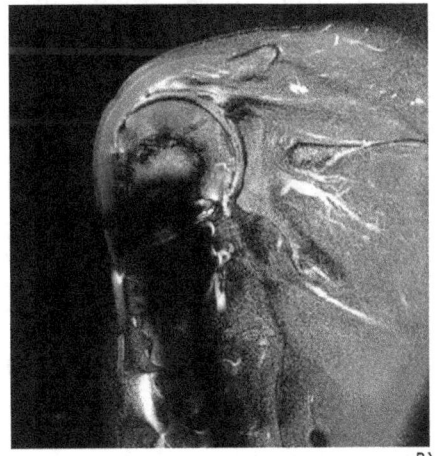

A)   B)

Fig. 29: Artefatti da suscettività magnetica dati da mezzi di sintesi in titanio. Da notare in figura A come la pesatura T1 sia meno soggetta all'effetto del Chemical Shift rispetto alla STIR in figura B. Le sopracitate sequenze sono le migliori nei casi di inomogeneità di campo magnetico.

I tessuti adiacenti a strutture ferromagnetiche vengono influenzati dal campo magnetico indotto dal metallo piuttosto che dal campo magnetico principale generando quindi un segnale non utile, sono quindi due le componenti che interagiscono nella generazione dell'artefatto: il magnetismo indotto nella struttura metallica stessa ed il magnetismo indotto nei protoni adiacenti alla struttura.

Gli artefatti si presentano in maniera più o meno accentuata a seconda delle componenti del metallo che li genera. La biocompatibilità delle leghe metalliche (acciaio inossidabile, cobalto-cromo e leghe di titanio) è basata sulla presenza di un rivestimento di ossido aderente che è stabile, chimicamente inerte e quindi biocompatibile. Le leghe di Titanio presentano proprietà meno ferromagnetiche rispetto sia a Cobalto-Cromo che Acciaio inox, creano quindi un deterioramento dell'immagine di risonanza marcatamente inferiore.

Il problema della presenza degli artefatti generati da oggetti metallici NON può essere risolto, ma esistono comunque varie strategie per poterlo arginare:

-*Utilizzare sequenze Turbo Spin Echo*

Il vantaggio nell'utilizzo di sequenze con impulso di rifocalizzazione sta nell'eliminazione parziale dei defasamenti precoci dovuti alle disomogeneità di campo. Di contro, le sequenze Gradient Echo, prive di impulsi di rifocalizzazione, sono le più sensibili a questo tipo di disomogeneità.

In una sequenza, un TE più breve limita la finestra temporale entro la quale gli effetti di disomogeneità possono inficiare sulla perdita di segnale, è consigliabile quindi il loro utilizzo.

-Aumentare la larghezza di banda (BW)

Proprio come per gli artefatti da Chemical Shift, anche in caso di artefatti da suscettività magnetica aumentare la larghezza della banda di campionamento (Bandwidth) è una buona strategia per poterne arginare l'effetto. Questo aumento porta però ad un incremento del rumore. L'aumento della BW genera inoltre un aumento della frequenza di campionamento del segnale che avviene quindi in un tempo minore diminuendo di conseguenza i TE ed i TR minimi.

E' importante ricordare che nelle moderne apparecchiature di risonanza magnetica i parametri che regolano la larghezza di banda possono anche essere indicati con il termine "Water-Fat shift": a questo proposito è necessario diminuire questo parametro per poter aumentare il BW.

-Non usare tecniche di saturazione spettrale del grasso. Utilizzare STIR

Le tecniche basate su metodi di saturazione spettrale del grasso, CHESS, fra le quali SPIR e SPAIR, dipendono fortemente da una buona omogeneità del campo magnetico B0.

In presenza di impianti metallici, l'omogeneità di B0 è fortemente compromessa, ciò comporta un importante impedimento all'utilizzo delle sequenze a saturazione spettrale.

La sequenza STIR invece, basandosi sulla differenza dei tempi di rilassamento T1 di grasso e liquidi, e non sul chemical shift, riesce a fronteggiare meglio nel suo utilizzo la disomogeneità data dalla presenza di metalli. E' quindi consigliabile il suo impiego negli esami nei quali in presenza di materiale metallico è necessaria una sequenza saturata.

Anche la tecnica DIXON non sfrutta impulsi di saturazione, ma acquisisce un'immagine nella quale grasso e acqua sono "in fase" ed un'altra nella quale si trovano "fuori fase". La somma di queste due acquisizioni fornisce immagini "solo acqua", mentre la sottrazione immagini "solo grasso". La sequenza prevede quindi l'ottenimento di quattro differenti maschere in un'unica acquisizione: in fase, fuori fase, solo grasso, solo acqua. In caso di inomogeneità di campo l'immagine "solo acqua" offre un segnale di saturazione pulito, non viziato da artefatti, questo in quanto la sottrazione del segnale del grasso non è altro che frutto di un'operazione matematica indipendente dalla stabilità di B0, ragion per cui l'utilizzo di sequenze DIXON è esteso anche a magneti a basso campo.

La migliore versione di sequenza DIXON è la "Three Point", specialmente se basata su sequenze FSE, la quale prevede l'acquisizione di un ulteriore eco la cui finalità è ottenere una mappa di fase atta ad ottimizzare l'efficacia dell'algoritmo e di fatto la soppressione tissutale.

NB: non utilizzare la STIR in studi Artro-RM in quanto il contrasto risulterà ipointenso.

-Tecniche di acquisizione per la riduzione di artefatti metallici: SEMAC, MAVRIC e VAT.

Il progresso tecnologico ha portato a creare sequenze atte a neutralizzare parzialmente le distorsioni del campo magnetico causate dalla presenza di metalli.

SEMAC (slice-encoding metal artifact compensation): questa tecnica è basata su una sequenza Turbo Spin Echo 2D nella quale per ogni slice, vi è associata una codifica di fase in una terza dimensione. Questa ulteriore codifica offre al sistema informazioni in merito a come gli effetti di suscettività hanno distorto l'originale profilo della slice. Il software applica la sua azione riparativa perpendicolarmente al piano dell'imaging.

MAVRIC (multi acquisition variable resonance image combination): Proprio della casa produttrice GE, si basa su un'acquisizione Spin Echo 3D veloce che applica una propria frequenza di eccitazione selettiva multispettrale, l'acquisizione è poi seguita da un algoritmo di post processing al fine di eliminare gli artefatti in fase di ricostruzione di immagine.

VAT (view angle tilting): Implementabile su sequenze TSE, di produzione Siemens, agisce riducendo le distorsioni In-Plane. L'azione di VAT si compie con l'applicazione di un gradiente di Readout aggiuntivo lungo la direzione della slice selezionata con ampiezza uguale a quello applicato durante l'impulso RF; l'applicazione dell'impulso provoca una sorta di "condivisione" dei pixel esposti come se la slice fosse "vista" da un angolo e non perpendicolarmente. Il gradiente riporta all'interno della banda tutti gli spin soggetti a shift cancellando quasi completamente la distorsione in-plane. E' consigliabile usare spessori sottili e alta risoluzione per limitare gli effetti di filtri di banda passa-basso usati dal VAT.

-ARTEFATTI DA ERRATA SATURAZIONE DEL GRASSO

Nella pratica attuale, la stragrande maggioranza degli esami di risonanza magnetica comportano l'utilizzo di sequenze con saturazione del grasso.

Può capitare che per svariati motivi la soppressione non sia precisa, ciò comporta innanzitutto una scorretta caratterizzazione dell'immagine e, secondariamente, può mascherare eventuali condizioni patologiche. Il fenomeno non è del tutto imprevedibile in quanto dipende da variabili quali la disomogeneità di campo, la presenza di oggetti metallici, errori nella procedura di shimming (bobine danneggiate), l'utilizzo di FoV molto grandi, la presenza di interfacce anatomiche osso-aria, o dal posizionamento della struttura in esame fortemente decentrata rispetto all'isocentro del magnete.

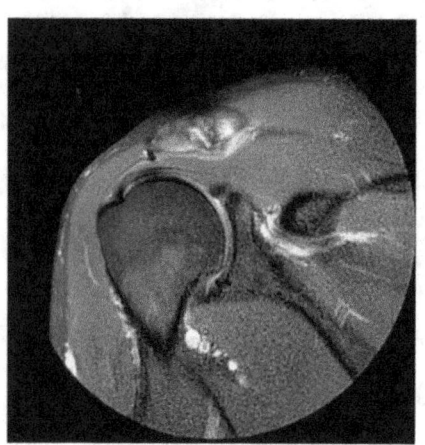
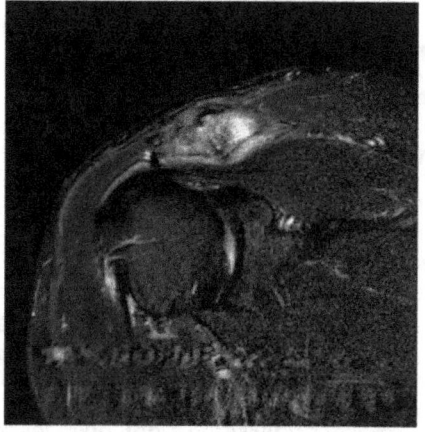

A)   B)

Fig. 30: Sequenza DP SPIR con difetto di saturazione a livello dell'articolazione acromion-claveare; in figura B sequenza STIR senza difetti rispetto alla precedente.

Gli artefatti si presentano come delle mancate aree di saturazione, sempre con un andamento progressivo, mai netto; può capitare inoltre che la saturazione venga abortita presentando un'immagine completamente non saturata.

In diagnostica articolare, gli effetti da mancata saturazione sono per lo più causati da disomogeneità di campo derivate dalla presenza di oggetti metallici quali protesi/mezzi di sintesi oppure da un posizionamento dell'arto in esame troppo lontano dall'isocentro.

Le soluzioni per correggere errori di saturazione sono svariate e vanno da accorgimenti tecnici sino alla necessità di rivolgersi alla casa produttrice quando si tratta di guasti o rotture del sistema.

-Lo Shimming va effettuato occupando esclusivamente l'area di studio e non tutto il volume all'interno del gantry, così facendo aumenterà la precisione ponendo l'area in esame inserita in un campo il più omogeneo possibile; è inoltre importante ricordare di non comprendere all'interno dello "shim volume" l'aria presente nel paziente (polmoni, trachea).

-In caso di disomogeneità di campo intrinseche o date dalla presenza di metalli, utilizzare una saturazione STIR piuttosto che sequenze basate sulla saturazione spettrale (vedi artefatti chemical shift).

-Posizionare il paziente in modo che la parte anatomica in esame sia il più possibile al centro del gantry; inoltre usare spessori di gommapiuma tra distretto anatomico e bobina in caso di deficit di saturazione nelle zone di contatto (questo si manifesta soprattutto negli esami della spalla).

ARTEFATTI DA RIBALTAMENTO (ALIASING)

Avvengono quando regioni di spazio diverse sono state sono state codificate con la stessa fase o frequenza; in questo modo nell'immagine finale la regione esterna al FOV che ha la stessa codifica sarà comunque rappresentata all'interno dello stesso, ma ribaltata dalla parte opposta.

Quest'artefatto ha origine quando l'oggetto esaminato non è interamente contenuto nel campo di vista selezionato o ,più precisamente, quando la frequenza di campionamento è minore dell'intervallo di frequenze contenute nell'eco. La soluzione all'artefatto da ribaltamento è scegliere un campo di vista più ampio e sistemare l'oggetto da indagare al centro del campo di vista. La stragrande maggioranza delle attuali apparecchiature RM utilizza una combinazione di sovracampionamento, filtraggio digitale e decimazione dei dati per annullare l'artefatto da ribaltamento nella direzione della codifica in frequenza. L'aliasing lungo la direzione della codifica di fase può essere minimizzato usando opzioni software quali "phase oversampling", "no phase wrap" o "fold over suppression" le quali, sovracampionando lo spazio K in codifica di fase, aumentano il FOV esplorato.

Il fenomeno del ribaltamento si può verificare anche in sequenze 3D. Nell'imaging volumetrico, la codifica di fase viene usata per individuare le singole slice; se il volume acquisito si estende oltre il FOV nella direzione di acquisizione, è possibile si verifichi un ribaltamento a livello delle ultime slice del pacchetto 3D.

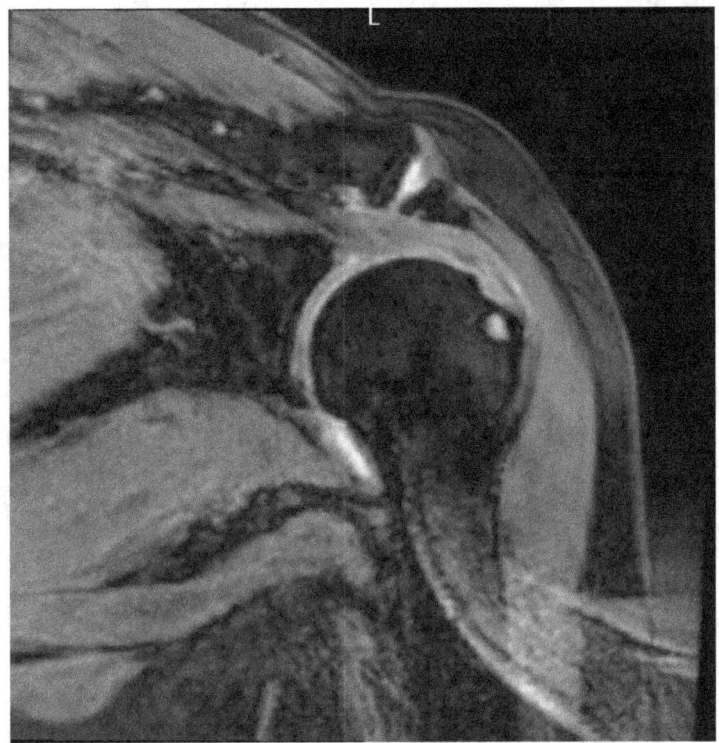

Fig. 31: Fenomeno di Aliasing in sequenza T2 Gradient Echo 3D con eccitazione dell'acqua. La porzione posteriore della spalla viene ribaltata nella parte inferiore del FOV.

ARTEFATTI DA TRONCAMENTO o ANELLI DI GIBBS

Il fenomeno è causato da un'incompleta digitalizzazione dell'eco: il segnale non decade a zero entro la fine della finestra di acquisizione e l'eco non viene completamente digitalizzato.

Questo artefatto è strettamente correlato quindi all'uso della trasformata di Fourier per elaborare il segnale RM; a riscontro d'immagine è apprezzabile a livello delle interfacce tra tessuti ad elevato contrasto, quando si passa da una regione con un'importante intensità di segnale a una regione con segnale molto più basso. Questi artefatti possono alterare l'intensità, il dettaglio e la forma delle strutture anatomiche colpite, in particolare negli studi sulla colonna vertebrale. L'artefatto è visibile quando viene utilizzata una matrice di acquisizione di piccole dimensioni.

L'accorgimento principale da adottare per scongiurarne l'insorgenza è quello di aumentare le dimensioni della matrice.

Negli attuali sistemi RM quest'artefatto è sempre meno visibile; è possibile apprezzarne l'insorgenza lungo l'asse di codifica di fase nei casi in cui, per ragioni temporali, vengono adottate matrici rettangolari 128x256.

ARTEFATTI OFFSET DIRECT CURRENT

Causati da una componente di corrente continua negli amplificatori di segnale del rivelatore.

Se i dati del k-spazio sono affetti da un Offset DC, dopo la trasformata di Fourier, evidenziano nell'immagine un picco di segnale alla frequenza nulla (null point del gradiente di codifica di frequenza) esattamente al centro dell'immagine e si manifesta come un pixel di iperintensità luminosa al centro della stessa.

Questo fenomeno è dato da gravi malfunzionamenti dell'apparecchiatura e non vi sono possibilità da parte dell'operatore per bypassare la problematica se non appellarsi al servizio di assistenza.

ARTEFATTI DA QUADRATURA

Questo è un altro artefatto associato ad un guasto del rivelatore della RF al quale l'operatore non può far fronte.

Il circuito di rivelazione in quadratura è costituito da due canali: uno per la componente reale, l'altro per quella immaginaria del segnale RF. In caso di sbilanciamento dei due canali, la trasformata di Fourier applicata a dati scorretti, a causa delle differenti efficienze dei canali, genera il tipico artefatto "ghost" la cui intensità è direttamente proporzionale al grado dello sbilanciamento.

ARTEFATTO DA RADIOFREQUENZA

Questo artefatto si manifesta lungo l'asse di codifica di fase sotto forma di strie iperintense a tratteggio le quali possono ricordare una cerniera, da qui il termine "zipper".

La causa di questo fenomeno è data da frequenze radio che arrivano al ricevitore senza correlazione alcuna col segnale RM proveniente dal paziente; oltre che telefoni cellulari, radio, apparecchiature per uso medico od altri dispositivi elettronici, anche una lampadina bruciata all'interno della sala magnete o un difetto nei finger della porta, possono essere responsabili di questo fenomeno. Prerogativa fondamentale per scongiurarne l'insorgenza è l'integrità della gabbia di Faraday la quale ha il compito di schermare qualsiasi radiazione elettromagnetica esterna.

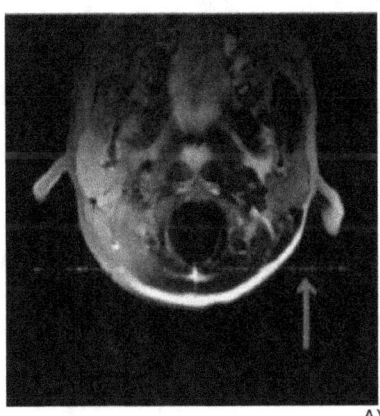
A)

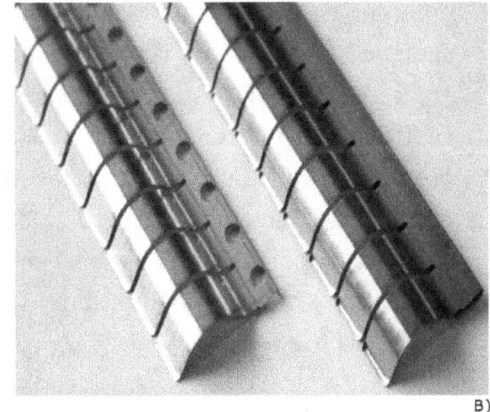
B)

Fig. 32: Si apprezza in figura A il tipico artefatto "Zipper"", in figura B esempi di Finger isolanti della Gabbia di Faraday impiegati lungo i bordi della porta RM.

SEQUENZE GENERICO

a cura di Andrea Forneris, Alan Geverini, Alessandro Tombolesi, Luca Bartalini

Le moderne apparecchiature RM, ad oggi, mettono a disposizione un elevato numero di sequenze differenti, aumentando la possibilità da parte dell'utilizzatore di personalizzare l'esame e migliorare il risultato finale soprattutto in termini di specificità. Allo stesso tempo però si complica notevolmente la scelta delle sequenze più adeguate per la sintomatologia o il quesito clinico o, ancora, una sospetta patologia visualizzata nelle prime immagini.

Volendo categorizzare al massimo le sequenze è possibile parlare di macrofamiglie, le principali sono le più conosciute Spin Eco, Gradient Eco e Inversion Recovery. A queste si aggiungono tutte le varianti delle stesse, con evoluzioni in più o meno diversificate verso un tipo di struttura anatomica, allungando quindi l'elenco a SE, TSE, GRE spoiled, GRE unspoiled, GRE balanced, FLAIR, STIR, IR, tutte con differenti ponderazioni possibili e con variabili aggiuntive come le saturazioni del grasso o eccitazione dell'acqua. Il panorama si allarga quindi velocemente, senza considerare i differenti acronimi utilizzati dalle differenti case costruttrici. Mancano ancora le tecniche speciali come le sequenze Single Shot , le Eco Planari, le sequenze di perfusione T2*, studi dinamici T1, studi angiografici, imaging BOLD e ancora la spettroscopia. Fortunatamente nello studio dell'arto superiore sono presenti prevalentemente strutture articolari, ossa e masse muscolari. Il range delle sequenze più utilizzate nell'imaging RM di tipo clinico standard si riduce, focalizzando l'interesse su 5-6 tipi di sequenze in particolare: questo non esclude la possibilità di utilizzarne altre disponibili o le tecniche speciali.

Le sequenze chiave dello studio articolare in generale sono le seguenti:

SE o TSE

SE o TSE T1: sono fondamentali sia per lo studio dell'osso che dei tessuti molli in particolare muscolari o peri-articolari perché forniscono un elevato segnale del tessuto adiposo che crea un contrasto naturale con eventuali aree patologiche di tipo iperemico. Devono sempre essere accompagnate da sequenze T2 con annullamento del segnale del grasso che sono complementari e possono confermare la natura del segnale alterato. Le TSE T1 sono sequenze molto solide e relativamente veloci, forniscono un discreto rapporto segnale/rumore anche con grandezze di voxel limitati (per esempio con le macchine più performanti è possibile eseguire 18-20 acquisizioni coronali TSE T1 della spalla con voxel di 0,7x0,7x3,5mm in meno di un minuto). Hanno anche un discreto livello diagnostico sulle strutture di tipo legamentoso, anche se in determinate condizioni soffrono di artefatti di magic angle. Il maggior limite è nello studio delle lesioni muscolari acute che non vengono visualizzate a causa del basso contrasto muscolo-edema.

SE-TSE T2: il passaggio alla pesatura T2 cambia in modo drastico il segnale dei liquidi e delle zone edematose che appaiono iperintensi. Il contrasto con le strutture limitrofe (in particolare osso spongioso e tessuto adiposo che hanno segnale relativamente elevato) diventa quindi molto limitato, rendendo le sequenze di minor utilità diagnostica soprattutto in relazione alla sensibilità. Per quello che riguarda lo studio delle strutture di tipo fibrocartilagineo (tendini, legamenti, labbri glenoidei, cartilagine triangolare) lo studio morfologico è adeguato, ma si rileva minor sensibilità nella rilevazione delle lesioni o aree di sofferenza di tipo degenerativo/edematoso. Di maggior interesse invece è il ruolo della TSE T2 nello studio delle strutture nervose (per le quali si ha un contrasto equilibrato) e per lo studio delle strutture vascolari, che presentano minori artefatti da flusso e segnale con intensità relativa al flusso: in particolare per le sezioni perpendicolari al vaso, un flusso elevato verrà visualizzato con segnale vuoto a causa dell'effetto volo mentre un flusso molto lento visualizzerà il sangue circolante con lo stesso segnale dei liquidi.

L'evoluzione migliorativa di questa sequenza, sempre in ambito osteoarticolare, vede l'attivazione della saturazione spettrale del grasso. L'annullamento del grasso porta al ripristino del contrasto edema/grasso/tessuti che era andato perso con la pesatura T2 classica. Considerati però gli altri limiti descritti (vedi fibrocartilagini) l'utilizzo di questa configurazione di parametri rimane comunque limitata, e viene frequentemente rimpiazzata da una ponderazione meno spinta T2 (vedi in seguito)

TSE DP: l'utilizzo di un TE più breve (10-30 ms), con un fattore turbo non troppo elevato, sempre abbinati ad un TR elevato ed alla saturazione spettrale del grasso, permettono di risolvere nella stessa sequenza la maggior parte delle problematiche descritte precedentemente nella T2. In particolare i liquidi sono comunque iperintensi (perché solo le vere SE DP e con TE molto corto forniscono segnale ipointenso dei liquidi) con buona sensibilità sull'edema osseo e dei tessuti molli, e ottima visualizzazione delle strutture tendinee e fibrocartilaginee. Anche da un punto di vista delle prestazioni generali della sequenza si nota un miglioramento del segnale rispetto alla T2, con possibilità di migliorare la risoluzione spaziale e/o ridurre i tempi di acquisizione: anche se non performante come le TSE T1, questa sequenza può essere relativamente rapida, con risoluzioni elevatissime anche per tempi di scansione tra i 3 e i 4 minuti.

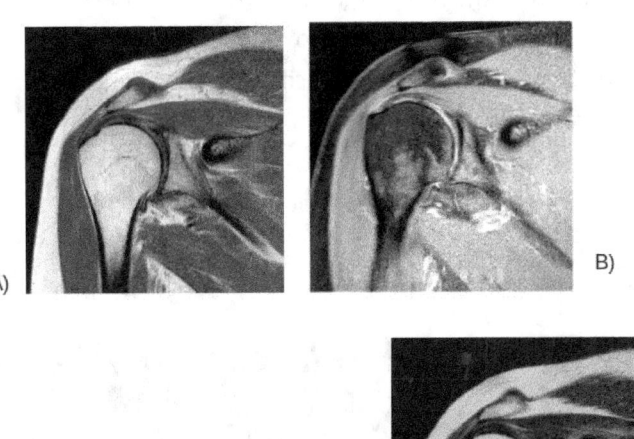

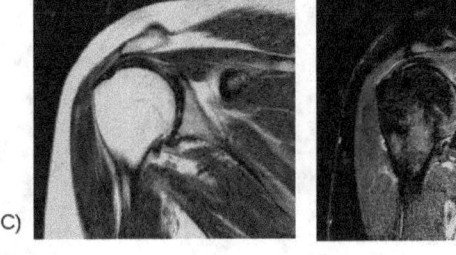

Fig. 33 – A) Coronale TSE DP, B) corrispettiva sequenza eseguita con saturazione spettrale del grasso, C) Coronale TSE T2, D) corrispettiva sequenza eseguita con saturazione spettrale del grasso

<u>IR</u>

STIR: questa è l'unica versione di IR che si utilizza frequentemente nell'imaging osteoarticolare. Il tempo di inversione utilizzato è relativamente corto (STIR = Short Tau Inversion Recovery), varia in relazione al campo magnetico utilizzato, ed è impostato in modo da annullare il segnale del tessuto adiposo. Il più grande vantaggio di questa sequenza è quello di fornire una soppressione omogenea, anche nelle zone di complessa disomogeneità tipica delle zone al limite del FOV, in prossimità delle protesi metalliche o nei passaggi osso/aria. Fornisce un risultato "con aspetto T2" (i liquidi sono iperintensi), ma si tratta di ponderazione dipendente dal T1, quindi non deve essere utilizzata dopo mezzo di contrasto paramagnetico. Tra i limiti un ridotto rapporto segnale rumore, con conseguente minor risoluzione spaziale media ottenibile in tempi standard. Il suo utilizzo è estremamente dipendente dall'apparecchiatura usata, nello specifico viene scelta quando la saturazione del grasso spettrale (SPIR, Fat Sat, Chess) in T2 non fornisce risultati stabili ed omogenei (dita della mano, gomito di pazienti corpulenti eseguito in posizione supina e braccio lungo il fianco ai limiti del campo)

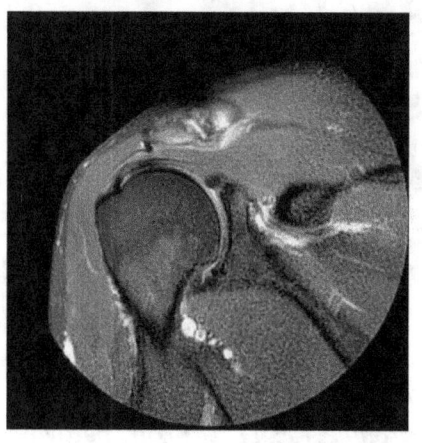
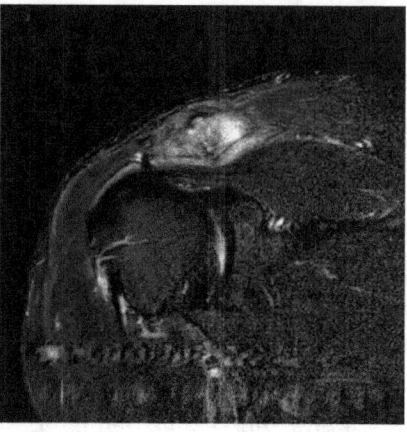

A)   B)

Fig 34 – A) Sequenza TSE DP con soppressione spettrale del grasso, con lieve artefatto da saturazione in corrispondenza del bordo superiore dell'articolazione acromion-clavicolare. B) Sequenza STIR , assenza di artefatti da soppressione del grasso ma aumento degli artefatti da pulsazione vascolare.

GRE

GRE: Le sequenze Gradient Recalled Echo possono avere molte varianti con risultati di immagine notevolmente diversi. Per semplicità le possiamo suddividere in tre grandi famiglie:

- *Unspoiled GRE*: All'interno di questa famiglia ritroviamo le gradient "standard" con pesature pure T1, T2* e DP, anche se la terza non trova una reale applicazione nella routine clinica. A prescindere dalla ponderazione è importante ricordare una caratteristica comune delle gradient che infulenza molto il risultato di imaging: lo spostamento chimico (Chemical shift). La ciclicità di fase fra acqua e grasso, variabile in funzione dell'intensità di CMS, porta ad enfatizzare o meno "l'effetto bordo" con modifica della percezione alle interfaccie fra tessuti con contenuti adiposi e liquidi. Il TE deve essere quindi considerato anche per questo aspetto e non solo come parametro di contrasto assieme a TR e FA.

- o GRE T1: Sequenze caratterizzate da alto SNR, breve tempo di acquisizione e alta risoluzione spaziale. Adatte per lo studio delle componenti ossee, in particolare per alterazioni traumatiche, mentre risulta avere un contrasto sfavorevole per i parenchimi e per i tessuti molli in generale. Garantisce un buon dettaglio sullo spessore cartilagineo, specialmente se associata ad una soppressione del grasso di tipo spettrale (fat sat). Possono essere sfruttate per lo studio artro-RM con acquisizioni prettamente 2D.

- o GRE T2*: Sicuramente la ponderazione maggiormente utilizzata nello studio senza MDC per il contrasto favorevole fra liquido iperintenso e strutture capsulo-legamentose ipointense, specialmente se associata ad una soppressione spettrale del grasso che consente di enfatizzare ulteriormente tale condizione, con un netto miglioramento della visualizzazione cartilaginea/corpi mobili. Utile per enfatizzare le calcificazioni, anche se il contrasto è legato anche "all'età" della calcificazione stessa. La GRE T2* con TE lungo è dirimente per datare un eventuale sanguinamento data la drastica caduta di segnale in presenza di emosiderina. Gli svantaggi sono legati principalmente alle scarse informazioni sul parenchima osseo, alta suscettività alle alterazioni di campo magnetico, rischi di incorrere nell'artefatto da magic angle. Maggiormanete utilizzata in 2D, trova minori applicazioni con tecnica volumetrica per i lunghi tempi di acquisizione.

- *Spoiled GRE*: Caratterizzate da TR e TE molto brevi in associazione alla tecnica di spoiling per impedire la formazione dello stato stazionario (steady state free precession). Trattiamo di sequenze gradient veloci con marcata pesatura T1 definite come "FLASH" o "SPGR" dalle principali case produttrici. Le caratteristiche sono sovrapponibili alle GRE T1 standard con il vantaggio di poter essere eseguite più velocemente. Grazie a ciò possono essere utilizzate per acquisizioni 3D con successive MPR, anche con eventuale MDC intra-articolare vista la sensibilità all'enancement T1.

- *Steady State (SSFP):* A questa famiglia appartengono molte sequenze ma le più conosciute in generale sono le "bilanciate", definite "True FISP – FIESTA – Balanced FFE" dalle principali case produttrici. Sono caratterizzate da una pesatura ibrida T1/T2 con iperintensità netta dell'acqua libera (versamento semplice ad esempio). Tale sequenza, in campo articolare, viene svolta solitamente in 3D per la capacità di ottenere risoluzione spaziale molto elevata in tempi relativamente brevi, e con la possibilità di eseguire MPR di ottima qualità. Questa condizione diventa particolarmente utile nello studio artro-RM con MDC intra-articolare, considerando che la sequenza mantiene comunque una parziale componente T1 con sensibilità all'enhancement del mezzo di contrasto paramagnetico.

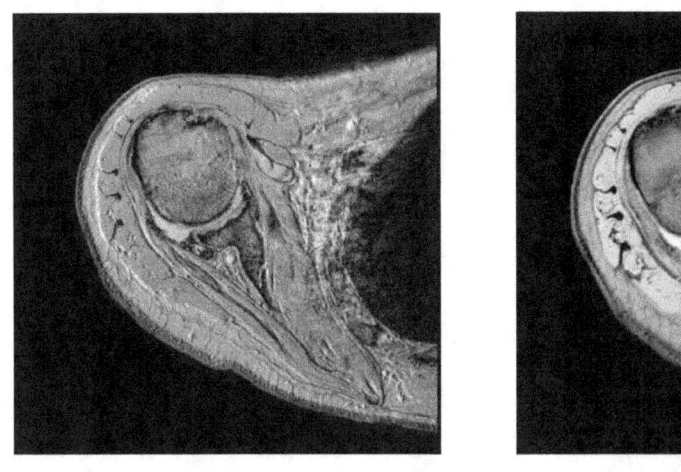
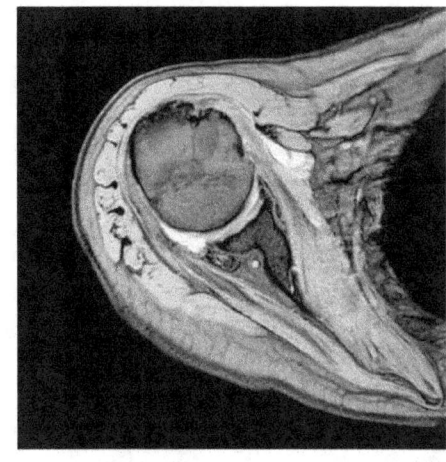

A)   B)

Fig. 35 – A) Assiale GRE T1 , B) Assiale GRE T2*

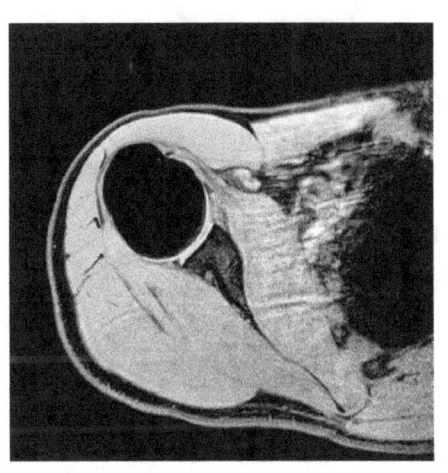
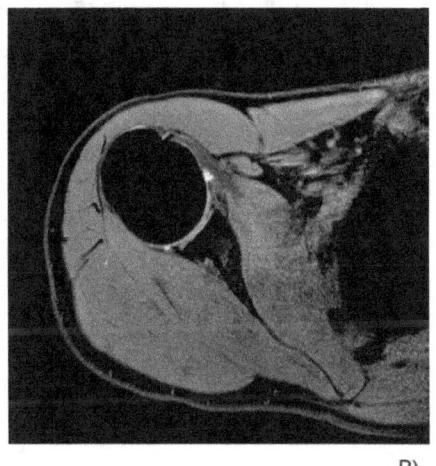

A)   B)

Fig. 36 – A) Assiale 3D Gre T1 con water excitation per esaltazione della cartilagine articolare. B) Assiale 3D Gre T2 con water excitation per esaltazione della cartilagine articolare e dei liquidi.

ANGIO

L'ARM (Angio Risonanza Magnetica) è uno dei punti forti della metodica anche grazie alle differenti tecniche disponibili che permettono di studiare molteplici distretti anatomici in maniera più o meno invasiva:

- La tecnica TOF, usata da lungo tempo, si basa sul fenomeno inflow degli spin del sangue che entrano perpendicolarmente nel volume di studio con massimo segnale e persistenza di iperintensità per un breve tratto di studio.

- La tecnica Phase Contrast permette di ottenere segnali differenti tra nuclei in movimento e nuclei statici, studiando la componente di fase delle magnetizzazioni trasverse: se i tessuti statici saranno caratterizzati da una fase direttamente correlabile al gradiente, gli spin in movimento presenteranno una fase differente in proporzione alla loro velocità.

- La tecnica Contrast Enhancement Magnetic Resonance Angiography (CE-MRA) sfrutta un principio simile a quello utilizzato in Angiografia Digitale per Sottrazione, cioè quello di acquisire i dati dell'immagine nell'istante in cui il mezzo di contrasto effettua il primo passaggio nel tratto vascolare di interesse. Da questo principio si deduce che la metodica necessita sempre di mezzo di contrasto paramagnetico, somministrato però non direttamente con cateterismo arterioso, ma in modo meno invasivo per via endovenosa periferica con ritorno centrale alla pompa cardiaca e successiva spinta nel circolo arterioso.

- Le ECG Gated sono le sequenze che maggiormente hanno beneficiato dei progressi tecnologici degli ultimi anni e che, a causa di un sempre crescente interesse verso le tecniche di studio senza mezzo di contrasto (vedi NSF), hanno visto un incremento del loro campo applicativo.
  La tecnica si basa sull'utilizzo di sequenze FSE eseguite con gating cardiaco, con doppia acquisizione separata, per la fase diastolica e per la fase sistolica. Nella fase diastolica, grazie al flusso sanguigno rallentato, sia le arterie che le vene sono caratterizzate da iperintensità di segnale. Nella fase sistolica invece, le arterie acquisicono notevole velocità di flusso causando assenza di segnale, che invece persiste nelle strutture venose. Il calcolo sottrattivo tra la fase diastolica e quella

sistolica consente di ottenere l'iperintensità selettiva delle strutture arteriose.

Esistono poi una serie di sequenze specifiche per lo studio proprio dei vasi anche se non prettamente considerate angiografiche: esse permettono di eliminare gli artefatti da pulsazione e di ottenere segnale omogeneo (iperintenso o vuoto) con buona visualizzazione della parete e delle strutture extravascolari, le più comuni sono le BlackBlood e le Balanced,
Se in altri distretti, addome, torace, collo, testa, gli studi angio-RM sono ormai ben standardizzati, per l'arto superiore l'approccio non è così scontato. Le scelte più determinanti riguardano la lunghezza del tratto da studiare, il tipo di bobina da utilizzare, e se usufruire o meno del mezzo di contrasto per via endovenosa. Solitamente la TOF e la Phase contrast non forniscono risultati di buona qualità se non per i vasi più grossi, mentre la CE-MRA rimane la tecnica di riferimento per lo studio di dettaglio anche di piccole strutture, arteriose o venose che siano. Il vantaggio supplementare della tecnica CE in questo distretto è quello di permettere la flebografia RM diretta, con un comunissimo accesso venoso sul dorso della mano.

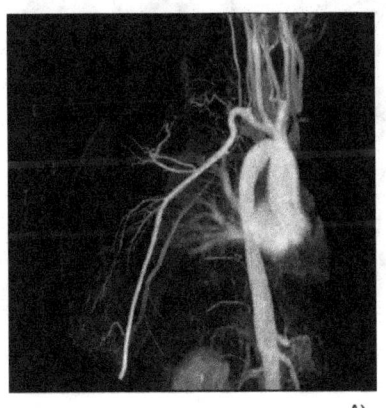 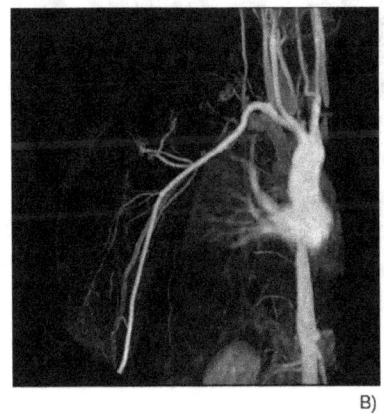

A)   B)

Fig. 37 – Angiografia CE-MRA con iniezione a bolo e visualizzazione di primo passaggio del mezzo di contrasto nei vasi arteriosi.

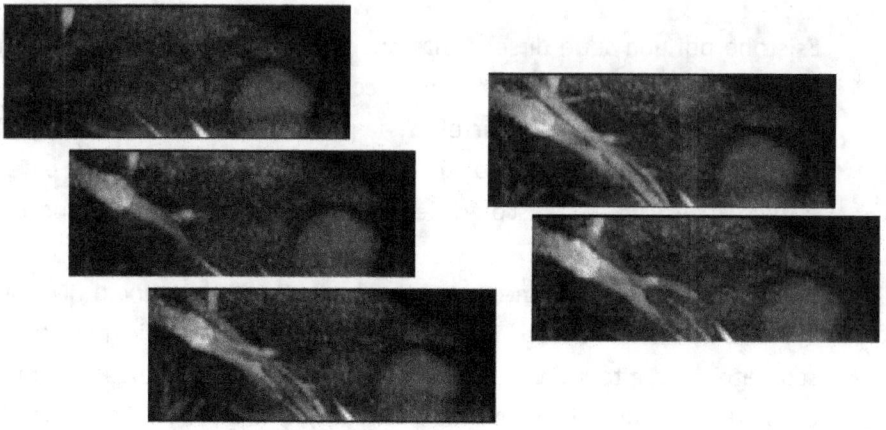

Fig. 38 – Fasi dinamiche di studio angiografico ad alta risoluzione spaziale e visualizzazione delle differenti fasi del circolo arterioso e venoso

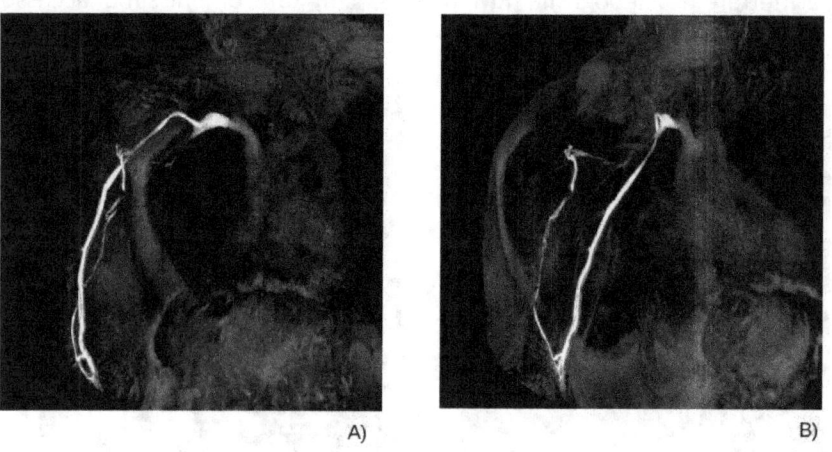

A)   B)

Fig. 39 – Flebografia diretta con accesso venoso più periferico nel braccio omolaterale

DWI

Lo sviluppo delle sequenze di Diffusione o DWI (Diffusion-Weighted Imaging) ha consentito l'acquisizione di un nuovo tipo di informazione, la mobilità delle molecole d'acqua, che può essere utilizzata in differenti applicazioni cliniche, in particolare per lo studio della cellularità di un tessuto e la miglior differenziazione tra tessuto attivo in probabile crescita e tessuto fibrocicatriziale senza evoluzione. Il concetto che sta alla base dello studio di diffusione è la registrazione, tramite sequenze di impulsi specifici, delle caratteristiche di mobilità delle molecole dell'acqua dei differenti tessuti, fornendo immagini simil-T2 (con parametro B a 0) accompagnate da acquisizioni a B-elevato e calcolo della mappa ADC, un'immagine morfologica espressione finale della diffusività delle molecole. L'evoluzione tecnica delle sequenze DWI consente ad oggi di acquisire immagini con buona risoluzione spaziale, senza artefatti significativi e in tempi di scansione assolutamente accettabili in qualsiasi distretto, anche nell'arto superiore che presenta limiti dovuti alla lateralità della struttura.

Per limiti di spazio non è ovviamente possibile entrare nel dettaglio delle differenti sequenze di impulsi disponibili sul mercato. Consigliamo quindi al lettore di approfondire al massimo la conoscenza delle caratteristiche delle sequenze per poter affrontare i successivi capitoli in cui verranno discussi gli aspetti tecnici di scansione. Nella bibliografia alcuni riferimenti a letteratura specifica sulle sequenze.

SATURAZIONE DEL GRASSO
a cura di Andrea Forneris

La lettura delle immagini RM, finalizzata al riconoscimento delle strutture normali e ad individuare le possibili patologie, è basata su un processo logico che combina il ricordo dell'anatomia di base e la combinazione dei differenti segnali ottenuti nelle differenti sequenze per ciascun tessuto. Ad un primo approccio il meccanismo può apparire estremamente complesso ma l'esperienza e lo studio, con il tempo, automatizzano il ragionamento, rendendolo estremamente veloce. La multiparametricità della RM non è data quindi solo dalla binomio T1 T2, ma anche da altri fattori quali la saturazione del grasso, la diffusione, gli artefatti e la dinamicità dell'enhancement nel caso venga somministrato il mezzo di contrasto. Non tutti i parametri indicati si rendono sempre necessari, ma sicuramente molti hanno un'importanza significativa.

La saturazione del grasso è quel fattore che nell'imaging osteoarticolare ha rivoluzionato la sensibilità della metodica, portandola a diventare il Gold Standard per la maggior parte delle diagnosi di questi distretti (ad esclusione delle fratture gravi).

Perché, quindi, la saturazione del grasso è così importante?

Proviamo ad osservare la semeiologia delle immagini T1 e T2 ottenute con tecnica Spin Eco. In T1 il grasso appare iperintenso, l'osso spongioso nel soggetto adulto segue sostanzialmente l'aspetto del grasso, l'osso corticale ha segnale vuoto, le cartilagini e i muscoli hanno media intensità, menischi e legamenti segnale molto basso tendente al vuoto, i liquidi ipointensi. In T2 il grasso appare sempre tendente all'iperintenso, l'osso spongioso nel soggetto adulto segue sempre l'aspetto del grasso, l'osso corticale sempre segnale vuoto, le cartilagini e i muscoli hanno intensità medio bassa, menischi e legamenti segnale molto basso tendente al vuoto, i liquidi iperintensi.

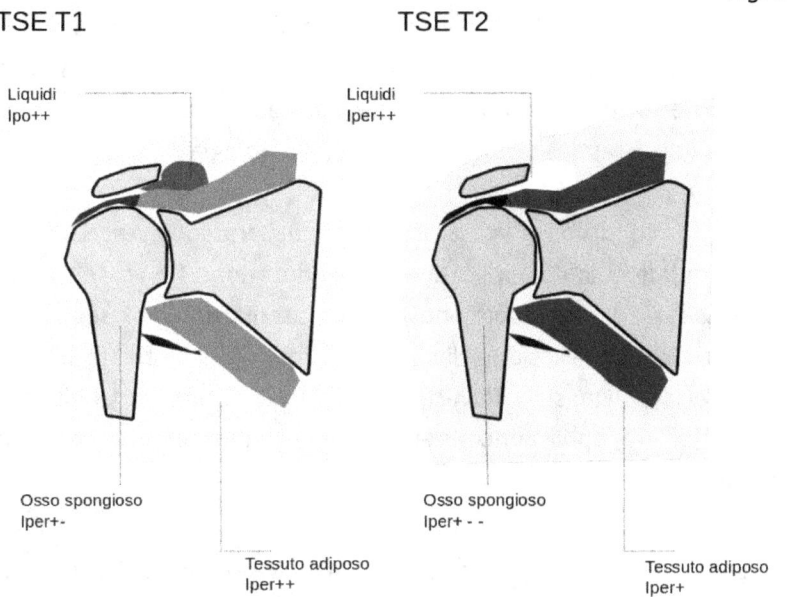

Fig.40

Le lesioni di tipo espansivo edematoso infiammatorio tendono a seguire l'aspetto dei liquidi, quindi possono apparire più o meno ipointense in T1 e più o meno iperintense in T2.

Dalla figura è facile notare come una lesione sia difficilmente valutabile in T1 a causa del basso contrasto con le strutture muscolari, nonostante

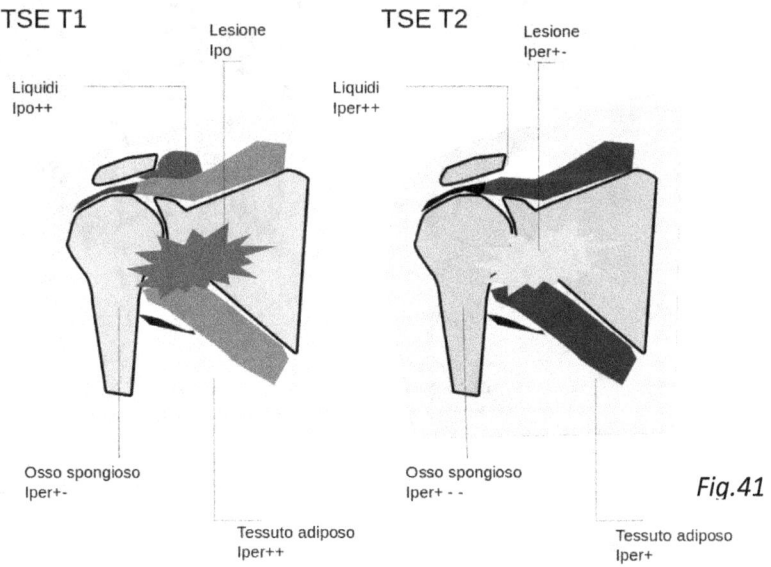

Fig.41

l'alta differenza di contrasto con il tessuto adiposo. In T2 la lesione è meglio visibile nel contesto dei muscoli ma può essere irriconoscibile nel tessuto adiposo. E le condizioni peggiorano quando la lesione non ha un aspetto netto ma è più diffusamente infiltrante perché vi è sempre la necessità di poter descrivere i confini della patologia.

In questa condizione la saturazione del grasso riveste un ruolo fondamentale quando applicata nella ponderazione T2: l'osso spongioso e il tessuto adiposo subiscono una netta riduzione di segnale e la riconoscibilità della lesione diventa non solo più immediata ma anche più precisa. Questa tecnica è sempre utilizzata nell'imaging osteoarticolare, applicando almeno ad una sequenza T2 la saturazione del grasso.

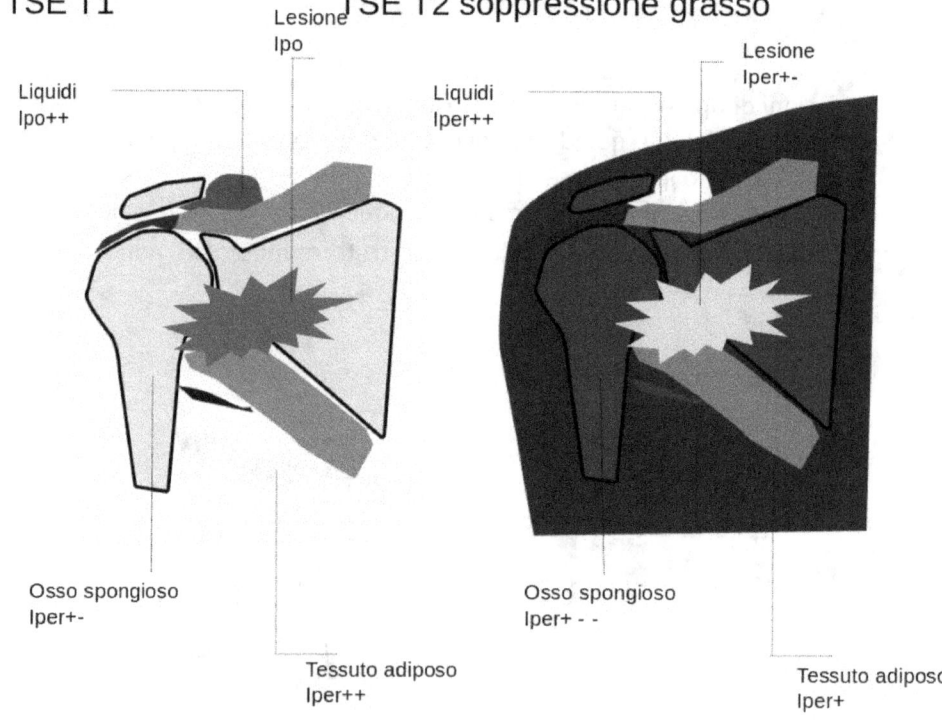

Fig.42

Sempre in caso di lesione di tipo infiltrativo infiammatorio (espansivo o no) è possibile procedere alla somministrazione del mezzo di contrasto per ottenere le informazioni relative alla vascolarizzazione dei tessuti e della lesione sospetta. Dopo mezzo di contrasto vengono eseguite ovviamente le sequenze sensibili alla presenza dello stesso, quindi le ponderazioni T1, ma si ritorna ad una situazione di difficoltà interpretativa a causa dell'aumento di strutture iperintense. Dopo mezzo di contrasto paramagnetico infatti le strutture osteoarticolari normali mantengono segnale simile a quello nelle condizioni di base, ad esclusione delle strutture vascolari e della sinovia che subiscono netto incremento di intensità. Anche la lesione, se vascolarizzata, acquista intensità di segnale. E si verifica una situazione simile a quella descritta precedentemente, con poca differenza di segnale tra le strutture normali e quelle patologiche.

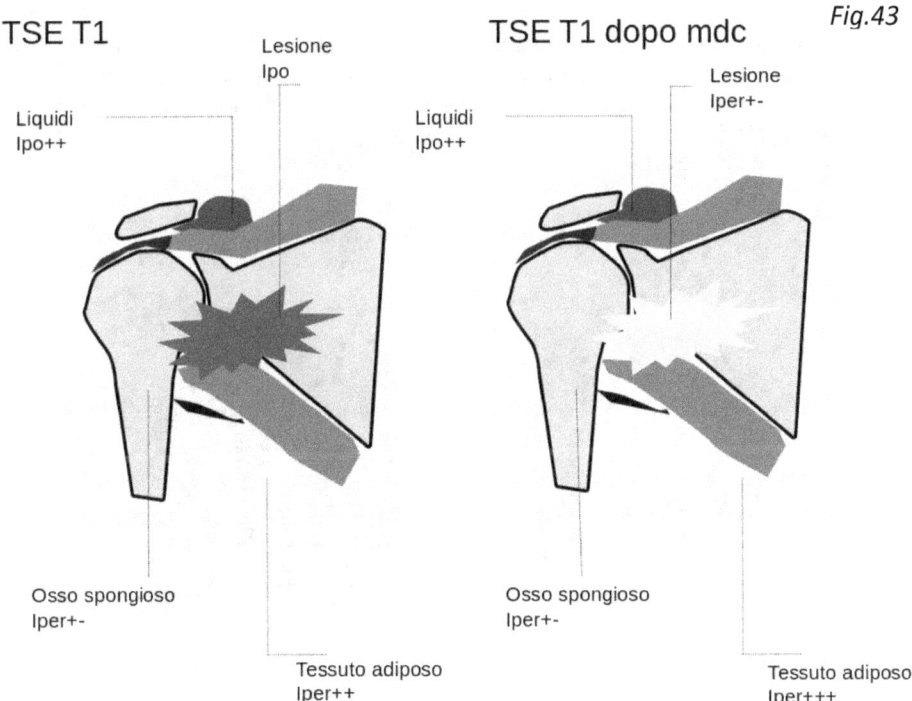

Fig.43

Grazie alla saturazione del grasso, la T1 dopo mezzo di contrasto diventa decisamente più immediata alla lettura e la lesione più facilmente descrivibile.

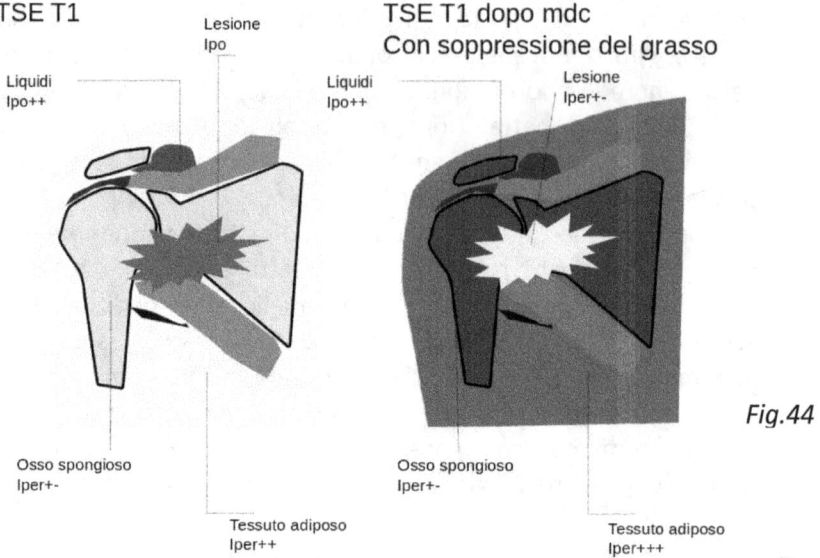

Fig.44

Un'altra situazione in cui viene utilizzata la saturazione del grasso, questa volta utile nelle ponderazioni T1, è quando si sospetta la presenza di un tessuto anomalo spontaneamente iperintenso in T1: se esso ha segnale identico quasi a quello del grasso (e quindi non può essere distinto da esso), non sempre si può completare la diagnosi con la valutazione comparativa alla sola sequenza T2.

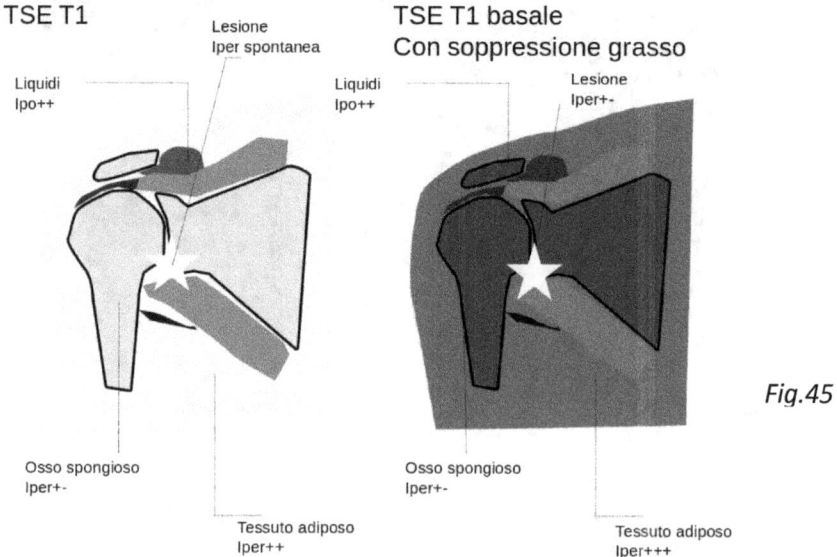

Fig.45

In alcuni casi specifici, quindi, è possibile andare ad applicare la saturazione del grasso alla ponderazione T1, per poter discriminare se quel tessuto è di tipo adiposo.

TSE T1

TSE T1 dopo mdc
Con soppressione del grasso

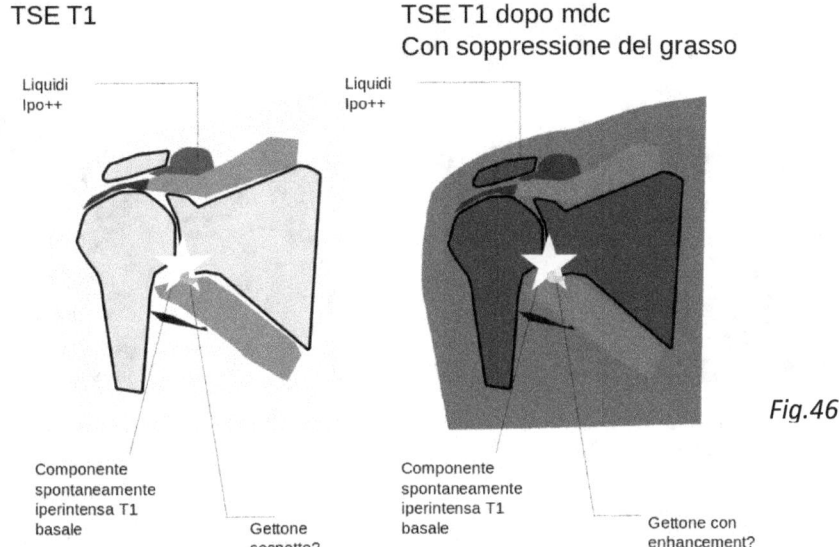

Fig.46

Il caso in cui la saturazione del grasso non può venire in aiuto è quello in cui una lesione spontaneamente iperintensa in T1 (ma che non si sopprime con la saturazione del grasso) deve essere studiata anche dopo mezzo di contrasto, per sospetto tessuto di tipo carnoso vascolarizzato nel suo contesto. In questo caso la lettura diventa difficoltosa e la saturazione del grasso non porta significativi vantaggi. Una soluzione che può aumentare la sensibilità nella detezione dell'enhancement è quella di effettuare acquisizioni identiche in T1 (con o senza saturazione del grasso) nelle condizioni basali e dopo mezzo di contrasto. La sottrazione della prima alla seconda permette di ottenere esclusivamente le informazioni relative all'enhancement avvenuto, eliminando il segnale di base di tutti i tessuti.

TSE T1 dopo mdc
Con soppr del grasso

TSE T1 basale
Con soppr del grasso

Risultato
Solo enhancement

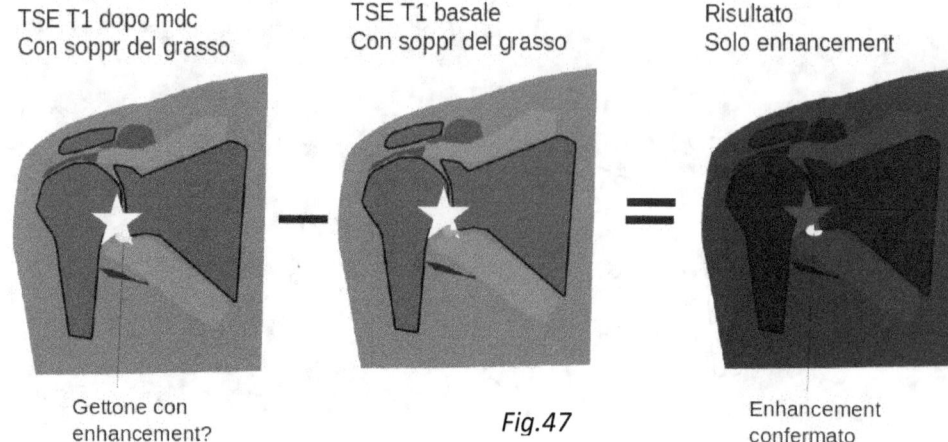

Gettone con
enhancement?

Fig.47

Enhancement
confermato

Nei paragrafi precedenti è stato analizzato l'approccio all'imaging articolare multiparametrico, ed è stato messo in evidenza che la soppressione del grasso riveste un ruolo chiave nella quasi totalità degli esami.

Gli operatori devono quindi saper utilizzare le differenti tecniche di soppressione di questo tessuto, conoscendone le differenti caratteristiche e relative influenze sui risultati. Non è nello scopo di questo testo entrare nel dettaglio di queste tecniche, verrà quindi fornito un elenco semplificativo con le tecniche disponibili e le principali qualità.

TECNICA STIR

Basata su sequenze Inversion Recovery, con TI corto, che assicura un null point del tessuto adiposo (o dei tessuti con tempi di recupero analoghi):

- Fornisce una ponderazione con aspetto T2 (anche se è basata sul T1), deve quindi essere trattata sostanzialmente come una ponderazione T2.
- Soppressione omogenea, anche in condizioni di elevata suscettibilità (osso-aria, metalli, limiti del campo)
- Possibili anche con macchine a basso campo
- Sconsigliato l'utilizzo dopo mezzo di contrasto

- Rapporto segnale rumore diminuito, quindi necessita di un compromesso tra tempo di scansione e risoluzione voluta
- Non sopprime selettivamente solo il grasso

SATURAZIONE SPETTRALE DEL GRASSO (Fat Sat, SPIR, SPAIR, CHESS)

E' un impulso aggiuntivo applicato alle sequenze, che va preventivamente a sopprimere il segnale del grasso.

- Applicabile sia in T1 che in T2
- Applicabile dopo mezzo di contrasto
- Non possibili con macchine a basso campo
- Possibili disomogeneità nella soppressione nelle zone più difficili (osso-aria, metalli, limiti del campo)

WATER EXCITATION

Basata su un impulso di amplificazione significativa di tutti i tessuti che non sono adiposi.

- Applicabile sia in T1 che in T2, quindi anche dopo mezzo di contrasto
- Molto utile nelle scansioni 3D perché meno dispendiosa in termini di tempo
- Fondamentale per lo studio della cartilagine
- Non sempre perfettamente omogenea

CHEMICAL SHIFT – DIXON

Se l'effetto di Chemical Shift non è particolarmente utile nell'imaging articolare, è però il meccanismo su cui si basano le sequenze DIXON, che forniscono immagini In Fase, Fuori Fase, Solo Grasso, Solo Tessuti non adiposi.

- Applicabile sia in T1 che in T2, quindi anche per gli studi dopo somministrazione di mezzo di contrasto
- Saturazione molto omogenea anche in condizioni difficili (osso-aria, metalli, limiti del campo)

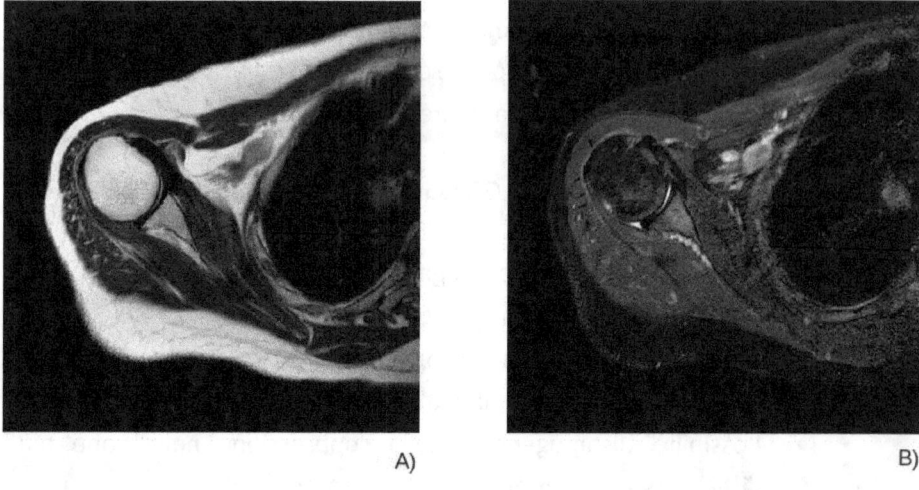

A)   B)

Fig 48 – A) Dixon TSE T2, immagine in fase. B) Dixon TSE T2 immagine con eliminazione del grasso

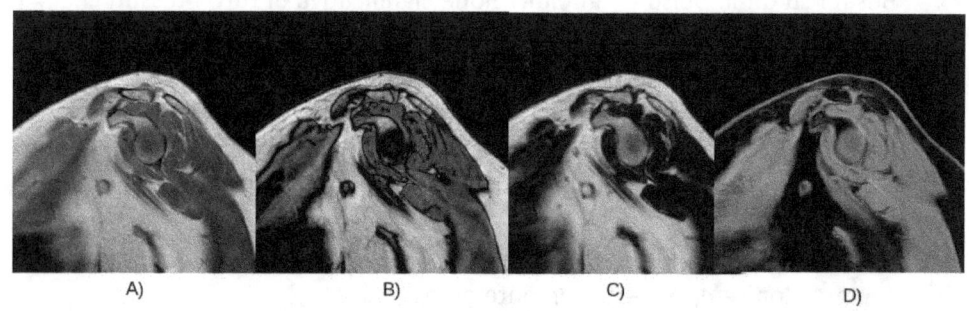

A)   B)   C)   D)

Fig 49 – Sagittale GRE DIXON T1 con quattro tipi di immagini generate A) In Fase, B) Fuori Fase , C) Solo grasso D) Solo acqua

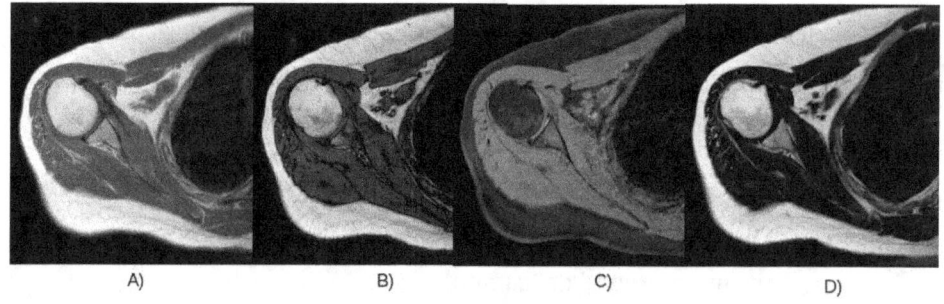

A)   B)   C)   D)

Fig 50 – Assiale TSE DIXON T1 con quattro tipi di immagini generate A) In Fase, B) Fuori Fase , C) Solo acqua D) Solo grasso

SOTTRAZIONE

Non si tratta di una tecnica di soppressione del grasso, ma della soppressione di tutti i tessuti statici tra la stessa sequenza eseguita dopo mezzo di contrasto e la stessa sequenza effettuata in condizioni basali.

In conclusione è possibile dire che l'approccio ad uno studio articolare deve sempre prevedere la possibilità di utilizzare la soppressione del grasso, con la difficoltà di aver l'obbligo di scegliere la tecnica più adatta alla situazione, che possa risolvere eventuali dubbi interpretativi e soprattutto che non vada ad aggiungere ulteriori trappole al processo di interpretazione logica della semeiologia dei segnali.

PROTOCOLLO DI STUDIO
A cura di Andrea Forneris, Alessandro Tombolesi, Alan Gerevini

L'approccio alla programmazione tecnica delle sequenze deve basarsi sui concetti di base analizzati per le differenti sequenze, ed adattarsi al quesito diagnostico specifico di ogni singolo caso. Ovviamente esistono situazioni tipiche che si verificano con maggior frequenza (traumi, dolori cronici, lussazioni, sindromi infettive), per le quali esistono linee di protocolli relativamente standardizzati. Altre situazioni invece vanno affrontate con maggior elasticità perché caratterizzate da lesioni con aspetto, sede e forma totalmente variabili, nello specifico le lesioni espansive di tipo tumorale.

Prima di analizzare i possibili protocolli una doverosa premessa: più tipi differenti di sequenze vengono acquisite e più piani vengono effettuati e più il materiale iconografico sarà completo: purtroppo però esistono sempre limiti di tempo, di costi e di comfort del paziente, è necessario quindi cercare un buon compromesso tra quello che si desidera e quello che è realmente ottenibile in termini pratici.

Un'altra premessa è che i protocolli proposti sono disponibili prevalentemente su apparecchiature moderne e ad alte prestazioni che consentono risultati di qualità sulle sequenze in questione. Non è possibile proporre protocolli adatti a tutte le apparecchiature ancora attualmente in funzione, verranno però proposte solo delle alternative per le macchine a basso campo.

Il caso più comune è quello di tipo traumatico e/o degenerativo: le sequenze TSE T1 forniscono un ottimo dettaglio sulle strutture ossee mentre le TSE T2 (DP) con soppressione del grasso offrono ottime informazioni generiche sia sull'osso che sui tendini, legamenti e muscoli. Vengono quindi effettuati i tre piani in DP con soppressione del grasso, con 1-2 piani aggiuntivi in TSE T1: un piano sostanzialmente indispensabile in T1 è quello sagittale, che permette di valutare il trofismo dei muscoli della cuffia dei rotatori.
Se le sequenze DP/T2 con saturazione spettrale del grasso presentano problemi di omogeneità nella saturazione (più frequente nel piano coronale) è possibile optare per le ponderazioni STIR.
Come accennato in un capitolo precedente, una particolarità della spalla è la possibile presenza del classico artefatto da magic angle,

un'iperintensità "spontanea" sul tratto curvo preinserzionale del tendine del sovraspinato, che simula una sofferenza, più evidente nelle sequenze GRE o nelle TSE con TE corto (le T1 e le DP). Per limitare l'artefatto è possibile utilizzare sequenze con TE più lungo, le TSE T2.

Le sequenze GRE T2 (più frequentemente in coronale) vengono utilizzate per mettere in evidenza le calcificazioni di tipo artrosico (vedi sovraspinato e confitto subacromiale).

Le sequenze GRE T1 sono utilizzate con meno frequenza, generalmente quando necessario uno studio di dettagli dell'osso o per sequenze 3D.

Protocollo
Coronale TSE DP (T2) sat grasso oppure STIR
Sagittale TSE DP (T2) sat grasso
Assiale TSE DP (T2) sat grasso
Sagittale TSE T1
Assiale TSE T1 (e/o coronale)

Il protocollo utilizzato su macchine a basso campo vede una profonda trasformazione dovuta all'assenza della saturazione spettrale. E' pratica comune combinare le sequenze TSE (T1 e T2) con le GRE e soprattutto le IR (ottenute con tecnica Spin Eco o Gradient Eco)

In caso di lussazione è indicato andare ad integrare il protocollo generico con sequenze specifiche per lo studio della glena omerale. Importante conoscere il numero, la data e il meccanismo della lussazione, per capire quale zona della della glena potrebbe essere stata danneggiata. In particolare è necessario optare per sequenze con segnale specifico alle fibrocartilagini, le GRE T2* in una delle sue varianti (consultare le specifiche dell'apparecchiatura per capire quali sono le sequenze disponibili e più indicate). Questa sequenza dimostrerà la glena con segnale marcatamente ipointenso e le eventuali lesioni con alterazioni della morfologia e con aspetto più intenso.

Lo studio viene eseguito prevalentemente in assiale, coronale lievemente ruotato, oppure con sequenze radiali. Le sequenze radiali, se posizionate correttamente, sono in grado di studiare tutte le porzioni della glena sempre secondo il piano di taglio migliore.

CONSIGLIO 1

Negli studi standard è abitudine eseguire prima gli strati coronali e successivamente gli altri. Alcuni operatori però seguono un metodo differente. Eseguono come prima la sequenza sagittale, se possibile la T1 che è la più veloce, in modo da ottenere due principali vantaggi:

a) la sequenza verrà utilizzata per regolare in modo più fine il posizionamento del successivo piano coronale, ottenuto il quale si potrà infine posizionare quello assiale

b) meno problematiche per necessità di ripetizione nel caso questa prima sequenza risulti degradata da artefatti da movimento/respirazione perché solitamente è la più breve e la meno importante per quanto riguarda i dettagli fini. Ovviamente è necessario che l'operatore richiami subito il paziente per evitare problemi analoghi nelle sequenze successive.

CONSIGLIO 2

In considerazione del fatto che l'esame della spalla è tra quelli in cui si manifestano maggiormente fenomeni di claustrofobia, è vivamente consigliato strutturare il protocollo in modo da ottenere tre sequenze diagnostiche nei tre piani dello spazio nella prima parte dell'esame. Questo consente di poter ottenere la diagnosi anche in caso di interruzione anticipata dell'esame.

In caso di patologia di tipo infettivo infiammatorio diffuso (infezioni, sinoviti, mieliti ecc...) il protocollo di studio viene totalmente modificato. E' necessario innanzitutto utilizzare campi di vista più ampi che coprano una porzione anatomica più estesa. Anche lo spessore e il numero degli strati viene spesso variato per consentire una copertura più ampia. Sequenze d'elezione le TSE T1 basali, le STIR e le T1 dopo iniezione di mezzo di contrasto con saturazione del grasso.

In contesto tumorale, conosciuto o supposto, le sequenze utilizzate devono poter dimostrare una massa o un'infiltrazione di tipo sospetto, sia nel contesto dell'osso sia nel contesto dei tessuti molli (quindi le TSE T1 basali e le STIR), ma contestualmente anche dimostrare la presenza di eventuali sanguinamenti (TSE T1 basale con saturazione del grasso).

Le strutture vasculo-nervose hanno un miglior dettaglio con le TSE T2 che consentono anche di caratterizzare in modo più tipico eventuali tessuti espansivi: nelle sequenze STIR, infatti, la parte carnosa solida di un processo espansivo può avere lo stesso segnale iperintenso dell'edema associato, creando problematiche di definizione topografica. Le sequenze DWI possono aiutare a definire la cellularità dei tessuti. Il mezzo di contrasto è utilizzato molto frequentemente e, come sempre, se possibile messo in evidenza grazie alle sequenze T1 con soppressione del grasso: è sempre preferibile ottenere la stessa sequenza prima e dopo la somministrazione di mezzo di contrasto, quindi T1 pre e T1 post oppure T1 FAT SAT pre e T1 FAT SAT post, in modo da poter comparare il segnale in modo preciso ed inequivocabile.

Molto raramente può essere richiesto lo studio angiografico della spalla e la realizzazione della stessa si può rivelare relativamente complessa perché non sono sempre disponibili sequenze configurate ad hoc. Solitamente si sceglie la tecnica CE-MRA con iniezione a bolo di mezzo di contrasto, che non è dipendente dalla direzione del flusso e permette di ottenere agevolmente sia la fase flebografica diretta, quella arteriosa e la fase venografica di ritorno.

La problematica principale è che, nonostante il FOV di studio sia relativamente limitato (200-260mm), la morfologia del torace del paziente crea concrete probabilità di ribaltamento anche da segnale captato a distanza dalla bobina. Volendo utilizzare il piano di studio coronale si può ottenere una buona panoramicità includendo arco aortico e una buona porzione del braccio ma richiede accorgimenti di sovracampionamento del campo di vista nel senso della fase per evitare ribaltamenti. Utilizzando il piano sagittale con fase AP si evitano i ribaltamenti ma si rende necessario un numero elevato di strati per aumentare la copertura in senso RL. Utilizzando il piano assiale si ottiene maggior velocità grazie ad una matrice più bassa (solitamente il FOV è più piccolo) ma sono necessari molti strati se la zona di studio deve estendersi di molto verso il gomito.

POSIZIONAMENTO STRATI
a cura di Andrea Forneris

L'operatore che deve eseguire un esame di risonanza magnetica deve avere una conoscenza basilare ed allo stesso tempo completa delle strutture che dovrà rappresentare; la loro funzione, la costituzione materiale per la scelta delle sequenze, il posizionamento per l'orientamento dei piani di scansione, le patologie più comuni associate per la selezione del giusto protocollo. Deve inoltre, ma non per ultimo, conoscere la tecnica di studio specifica per il distretto interessato, perciò deve avere ben chiari tutti i concetti relativi ad alcuni elementi:

- qual è la posizione del corpo umano considerata come standard
- piani generici assoluti del paziente e convenzioni
- posizionamento generico del paziente nell'apparecchiatura
- coordinate assunte dall'apparecchiatura

La posizione del corpo umano definita come standard è una posizione molto semplice e, ad esclusione degli arti superiori, anche relativamente naturale. Il corpo infatti viene visualizzato in stazione eretta, con arti e tronco ben distesi, il capo ritto e rivolto in avanti. I piedi, che sono rivolti perfettamente in avanti, formano un angolo di 90° con le gambe. Le braccia sono extraruotate in modo che il palmo delle mani sia perfettamente frontale (i pollici si trovano quindi all'esterno). Questo standard viene preso come riferimento per tutte le definizioni dei piani di scansione o per il posizionamento del paziente nell'apparecchiatura.

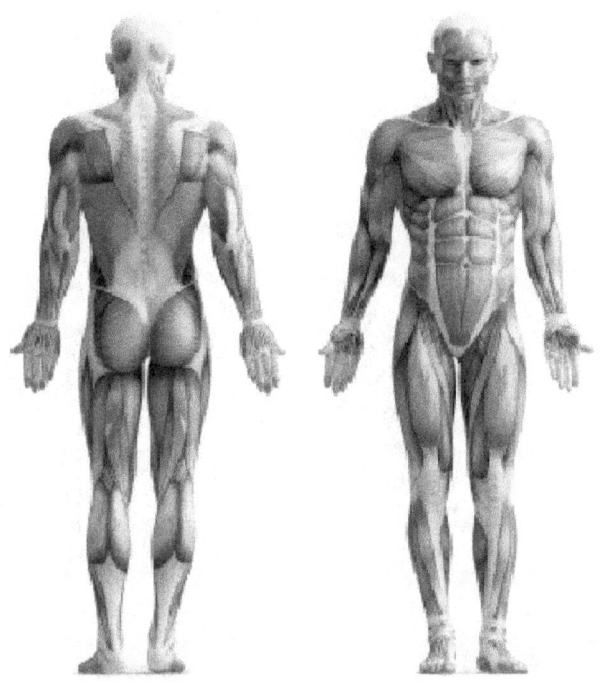

Fig. 51 – Rappresentazione anatomica standard

Alla stessa figura vengono poi attribuiti dei piani standard generici, che non sono specifici alle singole strutture anatomiche ma che servono come riferimento generale per qualsiasi orientamento spaziale.

Il piano più chiaramente definibile è il piano sagittale, che rappresenta la vista laterale del corpo: esso è un piano disposto verticalmente e traversante il corpo dalle regioni anteriori a quelle posteriori. In particolare, il piano sagittale mediano, è il piano sagittale passante precisamente attraverso il punto centrale delle varie strutture anatomiche mediane fisse (naso, mento, sterno, pube per la zona anteriore, e il tubercolo occipitale e le apofisi spinose nel lato posteriore). Gli altri due piani coronale ed assiale sono perpendicolari ad esso e non hanno una vera e propria definizione di piano mediano: essi sono il piano coronale, che rappresenta la visione frontale del corpo mentre quello assiale, ben conosciuto in ambito radiologico, ne determina la sezione.

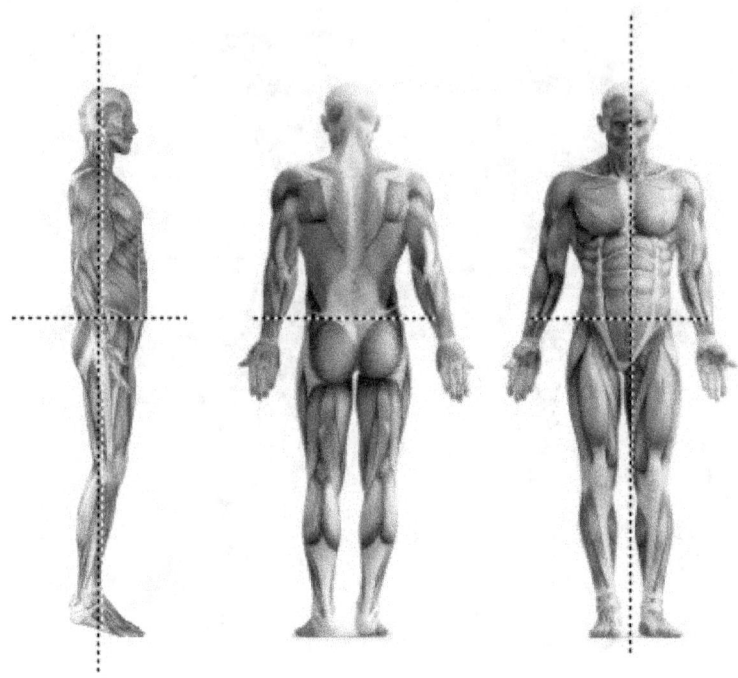

Fig. 52 – Piani ortogonali di scansione sulla figura anatomica di base

Durante uno studio radiologico generale del torace o dell'addome, per esempio, sarà facilmente riconducibile l'orientamento spaziale delle strutture visualizzate a questi tre piani, ad esempio:

- l'organo o la lesione si estendono sul piano coronale per tot centimetri …

- sul piano sagittale sono apprezzabili gli esiti di …

- il determinato organo è stato studiato con immagini assiali (o trasverse)…

Quando però si deve studiare un organo o soprattutto un'articolazione, non è detto che il suo orientamento spaziale sia esattamente quello dei piani standard del corpo umano.

Si deve ricorrere quindi alla definizione di piani di studio relativi all'organo in oggetto che meglio ne rappresentino la visione panoramica o la visione funzionale, finalizzata alla comprensione dell'esame da noi condotto, da parte dell'utente o degli utenti finali dello studio, siano essi specialisti clinici o pazienti.

Introduciamo quindi, articolazione per articolazione ed organo per organo, una moltitudine di piani obliqui, che vengono associati nel nome al piano anatomico standard che più si avvicina ad essi, ad esempio:

- **coronale obliqua**, per indicare un piano che rappresenti al meglio la visione frontale del nostro organo, ma che è obliquo rispetto al piano standard

- **sagittale obliqua**, per il piano obliquo che meglio rappresenti una visione laterale

- **traversa**, per indicare il piano assiale che al meglio sezioni la regione in studio, ma che è obliquo rispetto all'assiale di riferimento standard.

Per entrare nello specifico della trattazione di questo libro, non si potrà mai dire quindi che due coronali oblique o sagittali oblique o trasverse siano in realtà lo stesso identico piano di visione, perché ogni orientamento è relativo all'anatomia d'interesse e variabile di paziente in paziente.

Nell'ambito della stessa articolazione, ma solo dopo aver definito a priori lo studio in corso, può succedere che per comodità si ometta la dicitura "obliqua" perché sottintesa, si parlerà infatti, con intento semplificatorio, di coronale di spalla come di sagittale e di assiale.

Per convenzione gli strati vengono sempre visualizzati seguendo degli ordinamenti specifici, finalizzati a rendere più comoda la lettura al radiologo: il piano coronale viene sempre visualizzato col primo strato nella zona più anteriore e l'ultimo strato in quella più posteriore. La posizione dell'osservatore rispetto al paziente è quella anteriore quindi, nell'immagine finale, il lato sinistro del paziente è visualizzato a destra (come nella realtà) e viceversa. Il piano sagittale dovrebbe sempre essere visualizzato da destra a sinistra ma, a causa delle differenti impostazioni di default delle apparecchiature di costruttori differenti, è possibile che l'output DICOM prodotto segua un ordinamento da sinistra a destra: per questo piano è quindi necessario prestare molta attenzione sia in fase di stampa che di interpretazione, per non confondere un lato con l'altro (gli organi "trappola" sono tutti quelli con struttura simmetrica come cranio, colonna, pelvi). Di norma la posizione dell'osservatore rispetto al paziente è dalla sinistra del paziente quindi, nell'immagine finale, la porzione anteriore del paziente è a sinistra mentre quella posteriore è a destra. Il piano assiale invece segue una regola fissa ma differenziata tra esami del cranio ed esami del resto del corpo: se per tutte le parti del corpo gli strati sono visualizzati in senso cranio-caudale, per il cranio si usa l'orientamento invertito, dal forame occipitale al vertice. La posizione dell'osservatore è comunque e sempre dai piedi del paziente quindi, nell'immagine finale, il lato sinistro del paziente è sulla destra dell'immagine e la porzione anteriore è nella parte superiore.

Per quanto riguarda il posizionamento del paziente all'interno dell'apparecchiatura è necessario far presente che lo stesso esame, nella fattispecie articolare, può essere eseguito in almeno tre tipologie costruttive di macchinario differente.
- macchine ad alto campo, in cui il paziente è posizionato in decubito supino o prono a seconda del segmento anatomico da studiare e del tipo di bobina a disposizione
- macchine a medio e basso campo, in cui le caratteristiche di posizionamento sono le stesse di quelle ad alto campo

E' evidente come la tipologia di apparecchiatura influenzi non solo la qualità e la durata dell'esame, ma anche la collaborazione del paziente se consideriamo gli aspetti non secondari di claustrofobia, ansia in genere, ed ergonomia nella posizione di scansione.

Questi aspetti rendono estremamente differenti le esecuzioni degli stessi esami su differenti tipologie di apparecchiature, a tal punto che si può affermare che non è possibile standardizzare la totalità delle procedure e degli aspetti ad esse correlate, perché molti dei quali devono essere contestualizzati al tipo di apparecchio in dotazione, oltre che al tipo di paziente, al dolore ed alla condizione clinica in genere.

Gli studi RM vengono effettuati comunemente con sequenze di acquisizione multistrato che vengono posizionate con centraggi ed inclinazioni ben precise e specifiche alla parte anatomica in questione. In questo contesto, la spalla è sicuramente una di quelle che pone i maggiori problemi soprattutto agli operatori con minor esperienza perché, a causa dell'obliquità multi angolare delle strutture ossee rispetto ai piani neutri, vengono richieste regolazioni simultanee su più piani di localizzazione. Anche se può sembrare ovvio, è importante ricordare che il punto di partenza di qualsiasi esame RM è l'accurata conoscenza dell'anatomia e lo è ancor di più in contesti come questo.
Il localizzatore (che è sempre presente nell'apparecchiatura e già parametrato di default) viene generato solitamente su tre piani ortogonali puri. Per le apparecchiature dedicate il centraggio e il localizzatore vengono sempre eseguiti all'isocentro, ma per le apparecchiature a tunnel la centratura dei tre assi si troverà lateralmente a circa 15-30cm dall'isocentro dal lato in esame. Il posizionamento AP del centro dei localizzatori può essere lievemente posteriore rispetto all'asse dell'isocentro. L'operatore solitamente non deve intervenire manualmente sul localizzatore ma semplicemente eseguirlo in scansione automaticamente. Alcune condizioni dovute alla dimensione dei pazienti però, relativamente frequenti, possono far si che i localizzatori effettuati non forniscano immagini utili alla centratura, o comunque di difficile comprensione. In questi casi è possibile utilizzare dei localizzatori aggiuntivi (sequenze rapide e a bassa risoluzione) posizionandoli a mano su quelli appena acquisiti con lo scopo di ottenere altre immagini che possano agevolare i posizionamenti successivi: è possibile utilizzare obliquità neutre oppure

utilizzare già le obliquità consone alla spalla (vedi eventuali problematiche descritte in seguito). Solo quando si utilizzano bobine fisse con posizione obbligata si ha la possibilità di impostare scout iniziali con obliquità predefinite, ed avere già i piani anatomici della spalla.

Lo studio RM della spalla viene effettuato secondo i tre classici piani ortogonali (coronale, sagittale, assiale) adattati all'inclinazione principale degli assi maggiori delle due strutture ossee più importanti di questa regione: l'asse scapolare principale che si continua nell'asse principale verticale dell'omero. Sulla base di questa inclinazione maggiore, vengono poi effettuate delle regolazioni fini per garantire il rispetto delle regole di posizionamento ma anche atte a compensare eventuali variazioni anatomiche strutturali e posizionali. Una premessa doverosa è che, ad oggi, il numero di testi scientifici che stabiliscono regole dettagliate sulle inclinazioni da adottare è ancora relativamente limitato e trattasi comunque di informazioni con qualche variabilità.

STRATI CORONALI

Posizionamento: dopo un primo centraggio grossolano sui tre piani si procede con le regolazioni millimetriche, principalmente sui localizzatori assiali e sagittali. Si consiglia di iniziare il posizionamento sulle immagini sagittali, impostando un'inclinazione che segue l'asse verticale principale della glena e che passi indicativamente per il centro della fossa sovrascapolare. Viene poi regolato il posizionamento HF (Head Feet, alto basso) per avere la copertura a partire dalla cute superiore della spalla fino al cavo ascellare compreso. Sull'immagine di localizzazione assiale si segue invece il decorso del muscolo/tendine del sovraspinato che ha qualche grado di differenza rispetto all'asse perpendicolare della glena (in linea generale può essere anche seguito l'asse del piano maggiore della scapola). Una volta definita l'inclinazione si affina il posizionamento, in modo da assicurare maggior copertura possibile ma senza rischiare tagli della porzione laterale del deltoide.

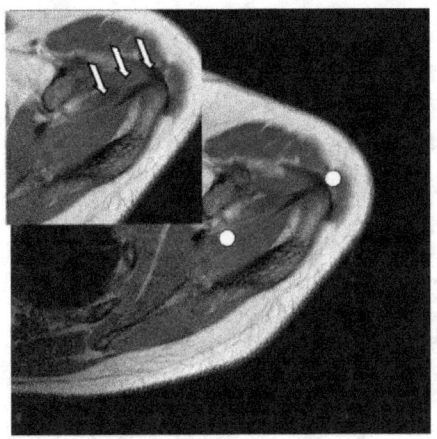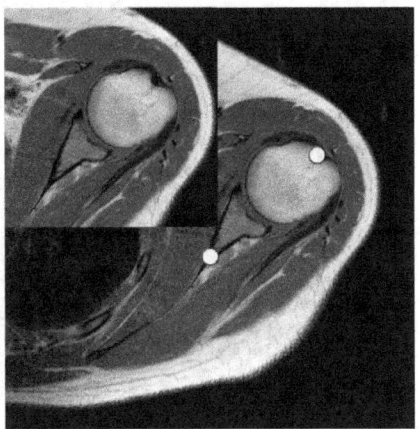

Fig. 53 – A sinistra le frecce bianche indicano il decorso del tendine sovraspinato, i punti bianchi indicano l'inserzione del tendine stesso ed il centro del corpo muscolare. A destra i punti indicano il centro del margine esterno della testa omerale ed un punto dell'ala scapolare.

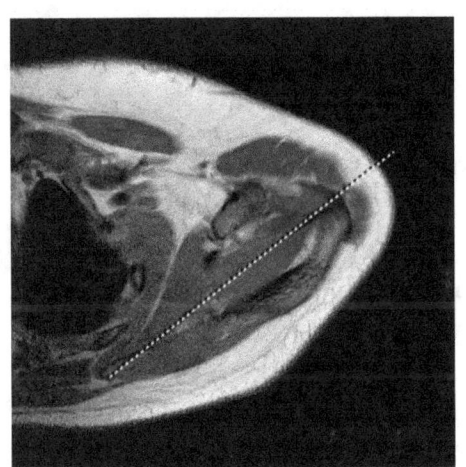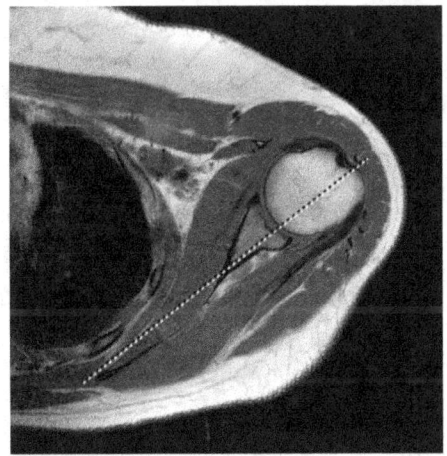

Fig. 54 – Inclinazione degli strati coronali sul localizzatore assiale

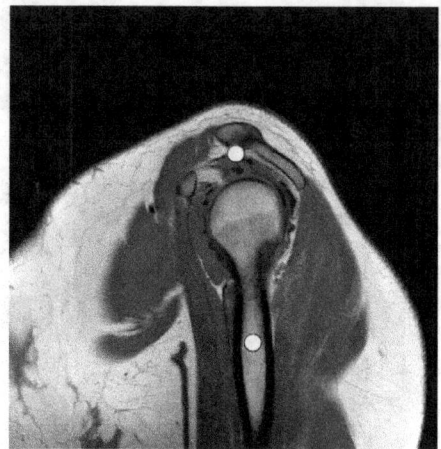 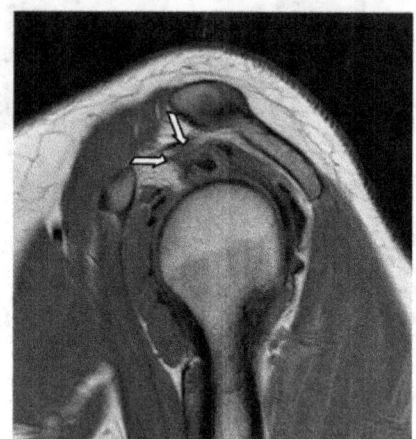

Fig. 55 – A sinistra localizzatore sagittale con punto sul passaggio del tendine sovraspinato e punto in zona centrale della diafisi omerale. A destra ingrandimento sul tendine del sovraspinato.

<u>FOV:</u> Gli strati coronali hanno solitamente un FOV compreso tra 160-260 mm in relazione ad tipo di apparecchiatura e il tipo di bobina disponibile. Un FOV considerato ottimale è intorno a 200 mm perché ha una copertura sufficiente delle strutture anatomiche in questione ma non perde la focalizzazione sulle strutture più frequentemente colpite da patologia quali la zona della glena e le inserzioni omerali dei tendini della cuffia. Solitamente il FOV è quadrato, nessuna delle due direzioni HF e RL è meno sviluppata dell'altra. In coronale il campo di vista deve coprire tutto il deltoide distalmente e almeno i 2/3 distali della scapola medialmente.

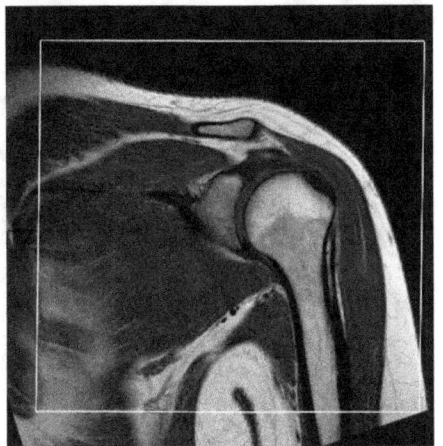 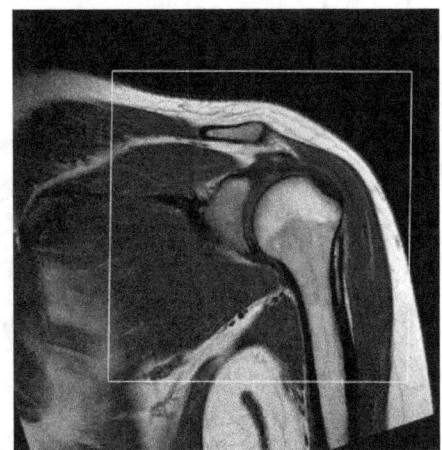

Fig. 56 – Comparativa tra copertura di FOV più apio (a sinistra) e FOV più focalizzato a destra

<u>Direzione di fase:</u> la scelta non è univoca, possono essere usate entrambe le direzioni HF e RL, non sono presenti strutture particolarmente artefattanti e il campo di copertura necessario è simile in entrambe i sensi.

<u>Presaturazioni spaziali:</u> per entrambe le direzioni di lettura di fase, non sono necessarie bande di presaturazione atte a saturare strutture in movimento. I casi particolari sono quelli in cui, utilizzando campi di vista più piccoli della parte anatomica si decida di non utilizzare opzioni di oversampling: in questo caso può rendersi utile una banda di presaturazione mediana e posizionata sulla parte anatomica che potrebbe produrre ribaltamento. E' comunque possibile usare una banda di presaturazione anteriore per saturare i flussi vascolari.

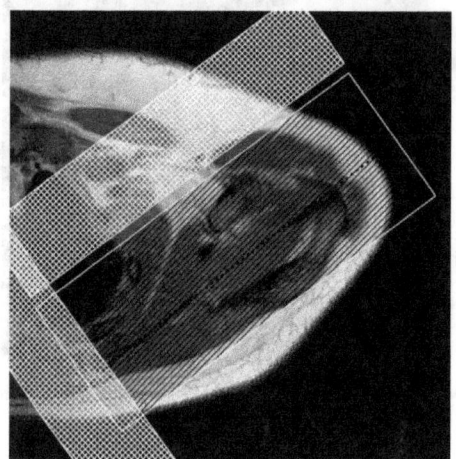 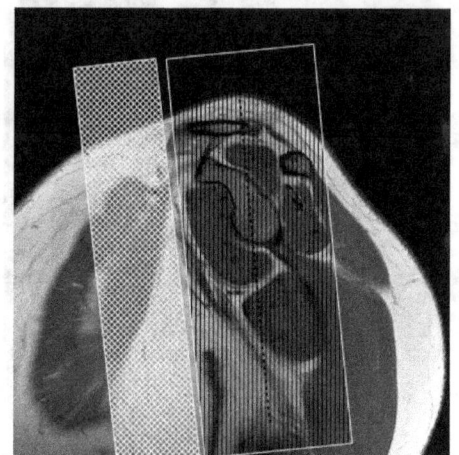

Fig. 57 – Posizionamento delle bande di presaturazione (zone con texture a quadratini fitti)

<u>Caratteristiche degli strati:</u> per lo studio coronale vengono solitamente eseguiti 15-20 strati, di spessore tra i 3 e i 4 mm, ottenendo una copertura dalla porzione anteriore del muscolo sottoscapolare alla porzione posteriore del muscolo sottospinato. Coperture maggiori possono comunque essere utili anche se richiedono solitamente maggior tempo di scansione.

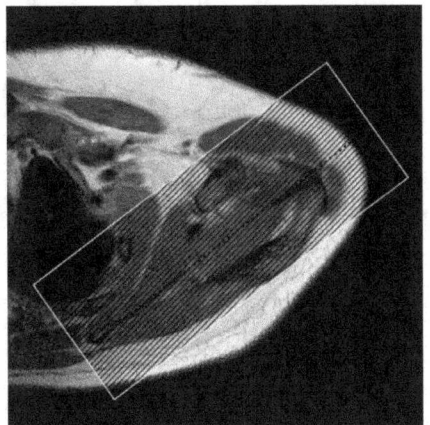 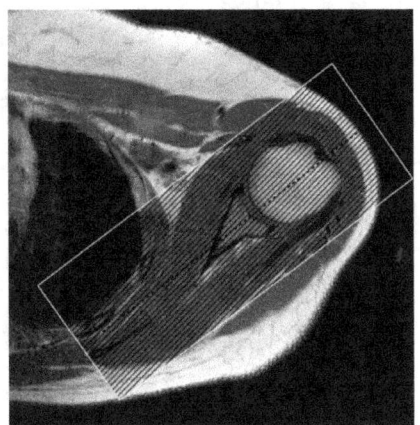

Fig. 58 – Rappresentazione della copertura degli strati in senso antero posteriore su localizzatore assiale.

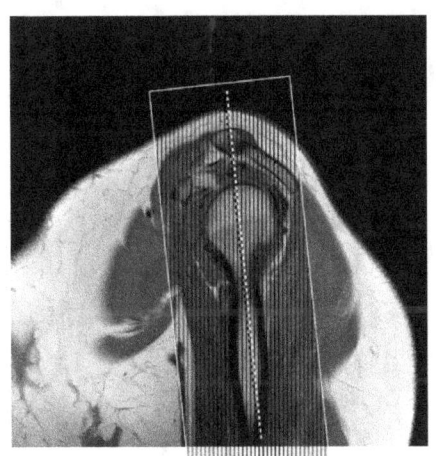 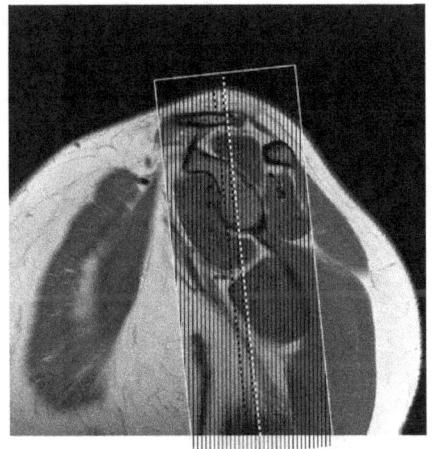

Fig. 59 – Rappresentazione della copertura degli strati in senso antero posteriore su localizzatore sagittale.

<u>Considerazioni aggiuntive:</u> una problematica comune nello studio della spalla è relativa all'inversione del lato in fase di visualizzazione. Le immagini relative a strati coronali infatti, per convenzione, vengono sempre automaticamente visualizzate nelle condizioni di vista frontale, quindi deltoide a sinistra in caso di spalla destra e deltoide a destra in caso di spalla sinistra. Se però, durante il posizionamento degli strati coronali si supera l'angolo di 45° l'immagine viene visualizzata capovolta, come da illustrazione. Le soluzioni possibili sono:
- utilizzare un'inclinazione minore di 45° ma non è sempre possibile se si devono rispettare i criteri di posizionamento
- ribaltare l'immagine in visualizzazione, ma l'apparecchiatura deve poter permettere di salvare la sequenza con i nuovi settaggi, perché essa rimanga invariata nel tempo.
- più efficace ma più laboriosa, utilizzare dei cunei o spessori posteriormente alla spalla controlaterale durante il posizionamento del paziente, diminuendo fisicamente l'angolo dell'asse omero scapola ed evitando di incorrere nel problema.

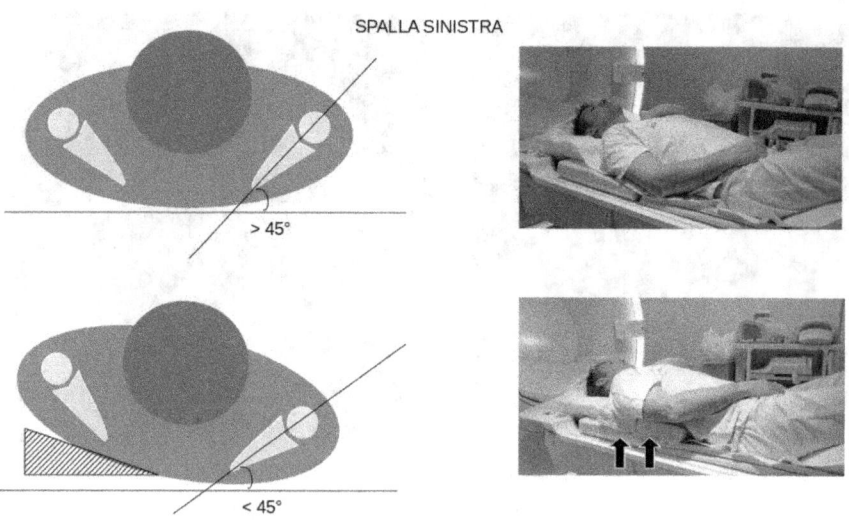

Fig. 60 – Posizionamento normale (sopra) e posizionamento con cunei sotto la spalla controlaterale (sotto)

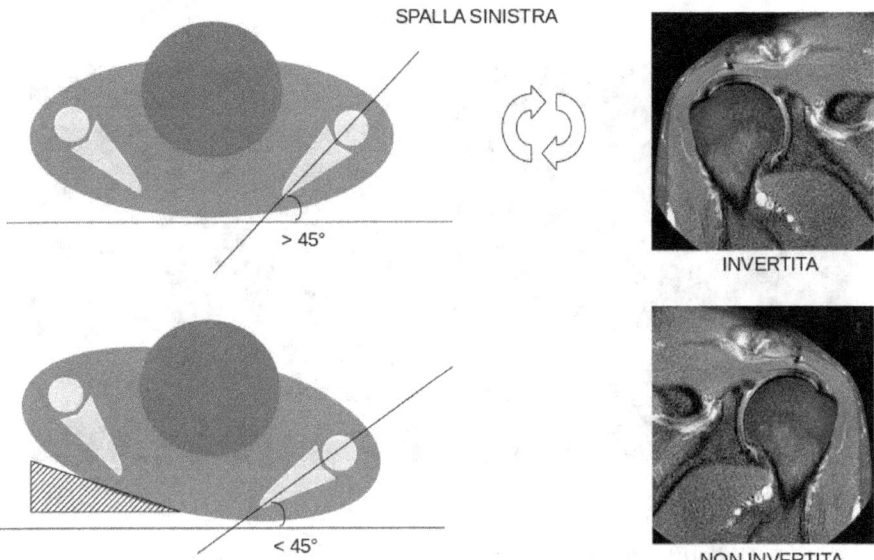

Fig. 61 - Posizionamento normale (sopra) con relativo risultato iconografico e posizionamento con cunei sotto la spalla controlaterale (sotto)

Strutture visualizzate in modo accurato: articolazione acromion-clavicolare, sovraspinato, porzioni centrale esterna e superiore della testa dell'omero, porzione superiore centrale ed inferiore della glena.

STRATI SAGITTALI

Posizionamento: il primo posizionamento avviene sugli strati assiali, regolando però il centraggio in altezza anche sui reperaggi coronali. L'inclinazione è perpendicolare a quella degli strati coronali: sull'immagine di localizzazione assiale si taglia perpendicolarmente l'asse di sviluppo del muscolo/tendine del sovraspinato o può anche essere preso come riferimento il piano della glena, analogamente all'inclinazione sull'immagine coronale.

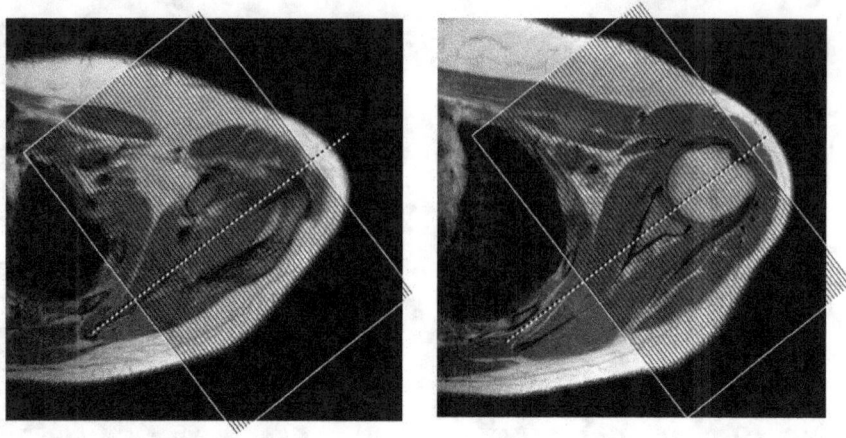

Fig. 62 – Obliquità degli strati sagittali, su immagini assiali.

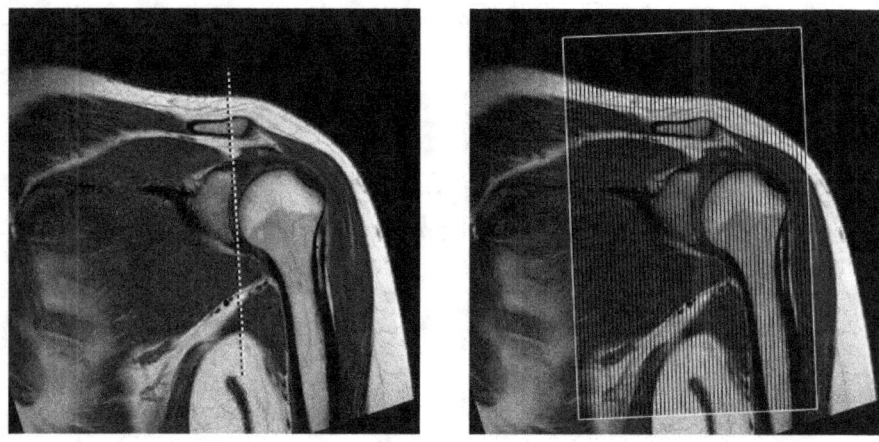

Fig. 63 – Obliquità degli strati sagittali su localizzatore coronale

FOV: anche gli strati sagittali hanno un FOV compreso tra 160-260 mm, con maggior frequenza intorno ai 200 mm. Solitamente il FOV è quadrato, nessuna delle due direzioni HF e AP è meno sviluppata dell'altra: nel caso di utilizzo di valori di FOV molto più ampi è possibile ridurre il campo nel senso AP. Il campo di vista dovrebbe includere verosimilmente tutto lo spessore del paziente, quindi dalla cute del bordo anteriore del muscolo pettorale alla cute del dorsale: campi più ristretti non sono comunque da escludere.

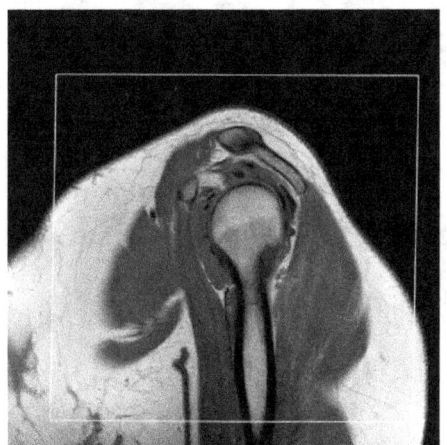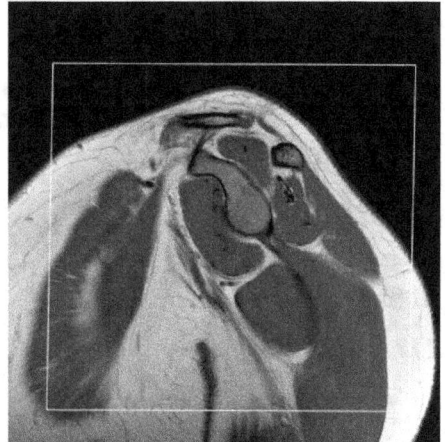

Fig. 64 – Copertura del FOV su localizzatore sagittale

Direzione di fase: nonostante non vi siano significative differenze relative alla presenza di strutture artefattanti, solitamente viene adottata la direzione di codifica di fase in senso AP perché consente di utilizzare FOV senza l'aggiunta di oversampling .

Presaturazioni spaziali: solitamente non necessarie, eventualmente utile una presaturazione parallela al pacchetto con posizione mediale, per saturare i flussi in entrata. In caso di utilizzo di FOV ristretti può essere utile una presaturazione spaziale perpendicolare al pacchetto e posizionata sui tessuti molli pettorali anteriori che può evitare artefatti da ribaltamento e da respirazione.

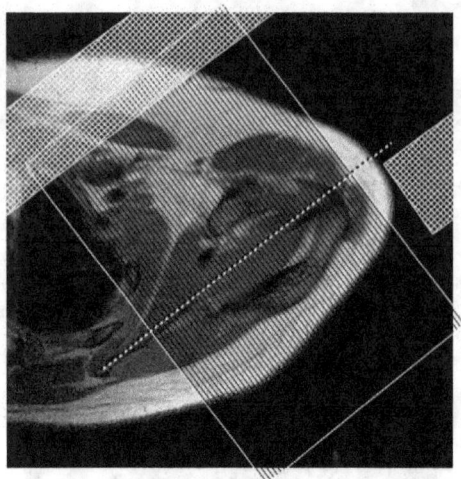
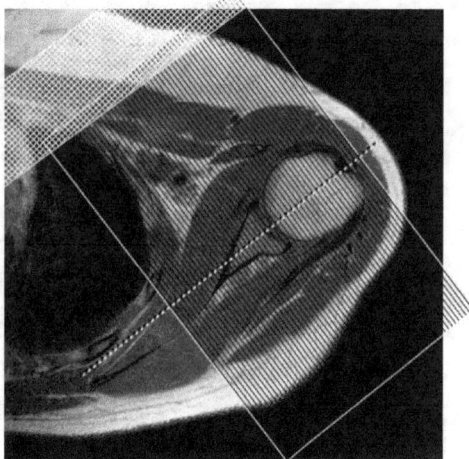

Fig. 65 – Utilizzo di presaturazioni spaziali in posizione anteriore al pacchetto di strati sagittali.

<u>Caratteristiche degli strati:</u> per lo studio sagittale vengono solitamente eseguiti 20-25 strati, di spessore tra i 3 e i 4 mm, in modo da coprire tutta la testa dell'omero ma fino alla parte più prossimale della scapola.

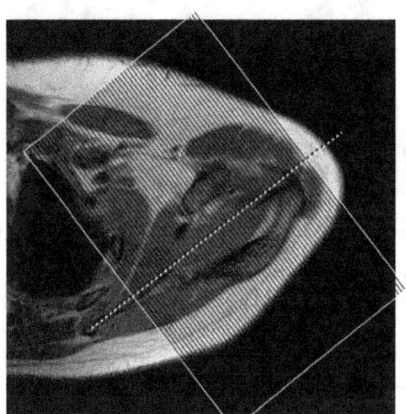
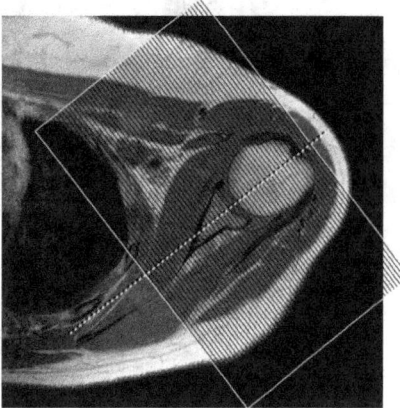

Fig. 66 – Copertura degli strati del pacchetto sagittale su localizzatore assiale.

<u>Strutture visualizzate in modo accurato:</u> arco acromion-clavicolare, tutti i tendini della cuffia, CLB, coracoide, legamenti coraco acromiale e coraco claveare, spina e corpo scapolare.

STRATI ASSIALI

Premessa: Il posizionamento degli strati assiali deve agevolare al massimo la visualizzazione in fase di refertazione. La superficie anteriore della spalla deve essere quindi visualizzata verso la parte alta dell'immagine, la superficie posteriore verso la parte bassa ed il deltoide in posizione laterale. Questo avviene ogni qual volta i lati del quadrato/rettangolo del FOV vengono mantenuti paralleli agli assi del magnete, ma se il FOV subisce una rotazione di conseguenza anche l'immagine finale viene ruotata in visualizzazione creando disagio al radiologo. Questo meccanismo si verifica frequentemente con i software che ricercano automaticamente la perpendicolarità dei piani dopo il posizionamento del primo che solitamente è il coronale.

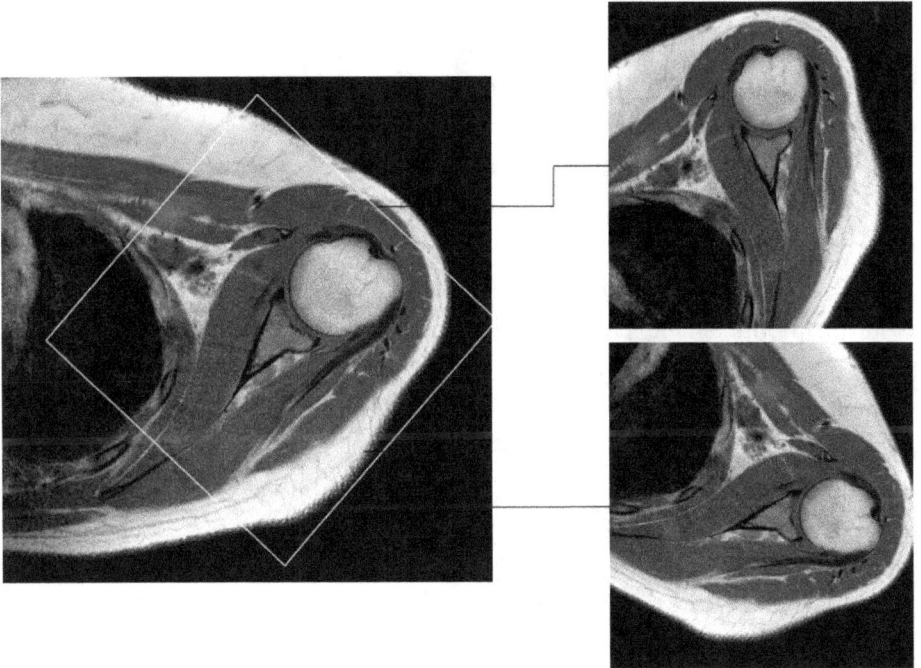

Fig. 67 – Posizionamento non prettamente voluto del FOV con assi perpendicolari al piano coronale precedentemente utilizzato. A destra risultato sull'immagine finale con rotazione innaturale della parte anatomica.

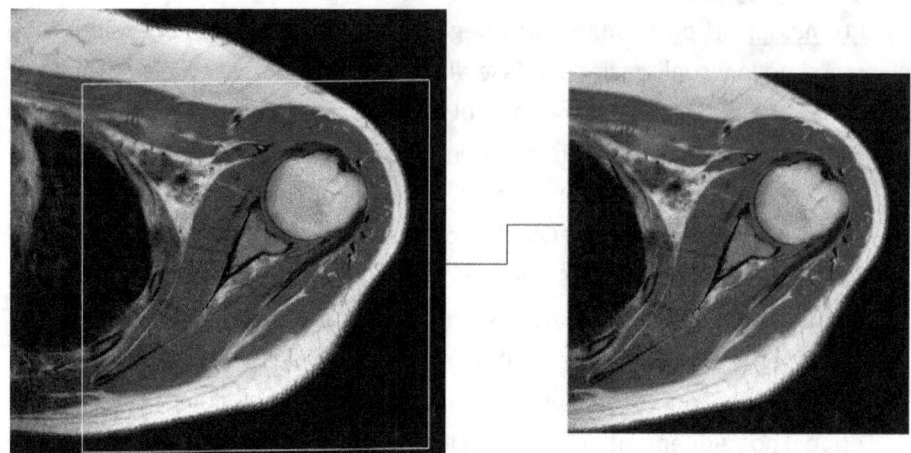

Fig. 68 – Posizionamento del FOV assiale corretto e senza rotazioni

L'operatore deve quindi saper utilizzare il software in dotazione in modo da evitare rotazioni indesiderate.

Posizionamento: il primo posizionamento avviene inizialmente sugli strati coronali, seguendo l'asse perpendicolare alla glena e sostanzialmente anche parallelamente all'asse maggiore del muscolo sovraspinato. Viene poi regolata l'inclinazione sul piano sagittale, seguendo l'asse verticale dell'omero e del corpo della scapola. Si dovrebbero intersecare allo stesso livello il sottoscapolare e il sottospinato.

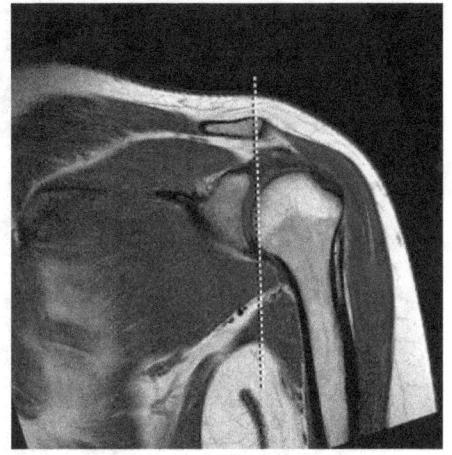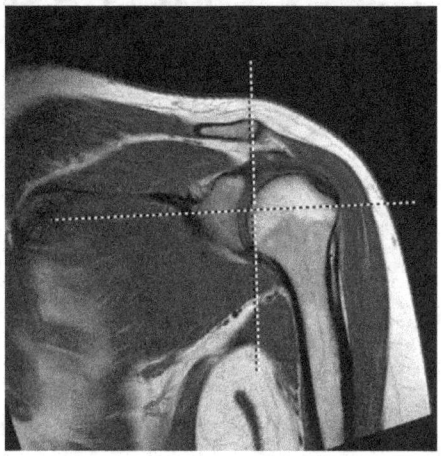

Fig. 69 – A sinistra piano passante per l'asse maggiore della glena scapolare, a destra piano perpendicolare ad esso con obliquità assiale utilizzata nella spalla

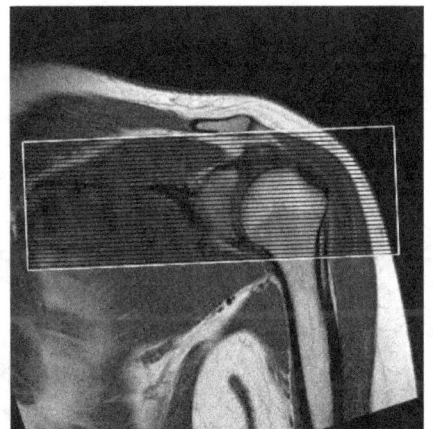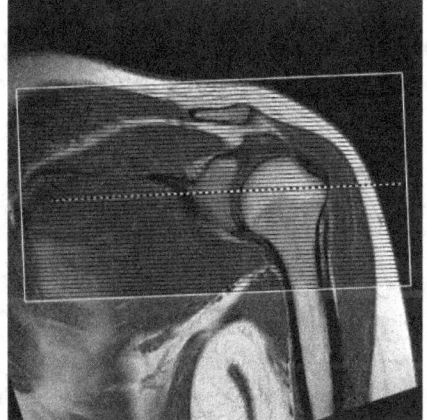

Fig. 70 – Due differenti coperture di strati del pacchetto assiale, a sinistra copertura minima finalizzata al risparmio temporale, a destra copertura ampia con numero maggiore di strati.

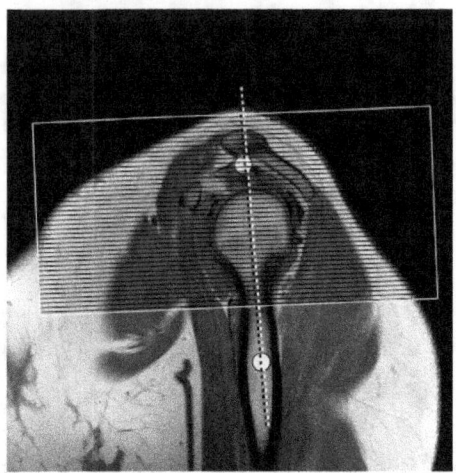 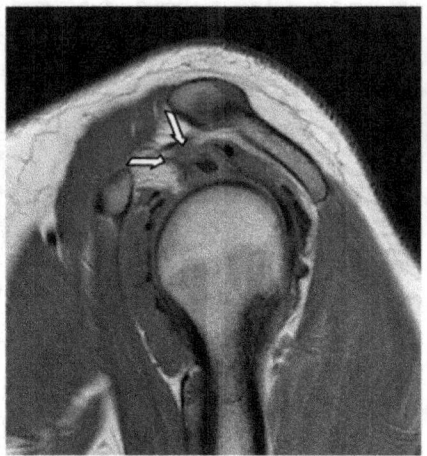

Fig. 71 – Linea di obliquità utilizzata negli studi sagittali, e pacchetto assiale posizionato perpendicolarmente alla stessa

FOV: gli strati assiali possono essere acquisiti con FOV compreso tra 160-260 mm. Il FOV può essere quadrato ma anche rettangolare con lato minore in senso antero-posteriore (direzione di ampiezza minore). Il campo di vista dovrebbe includere possibilmente tutto lo spessore del paziente, quindi dalla cute del bordo anteriore del muscolo pettorale alla cute del dorsale.

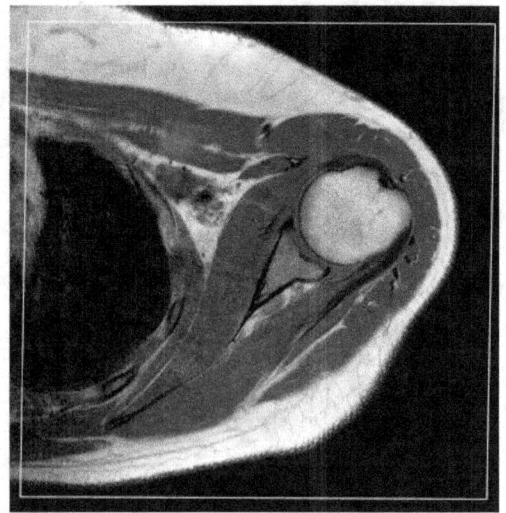

Fig. 72 – Campo di vista utilizzato comunemente nella spalla

Direzione di fase: la direzione di fase è in AP. In RL si dovrebbe evitare il ribaltamento del torace e gli artefatti di tutte le strutture in esso contenute. Una presaturazione spaziale sagittale posizionata medialmente al pacchetto può saturare i flussi in entrata ed evitare artefatti di pulsazione nell'immagine.

<u>Presaturazioni spaziali:</u> utile una presaturazione sagittale obliqua o perpendicolare al pacchetto in posizione mediale, per saturare i flussi in entrata

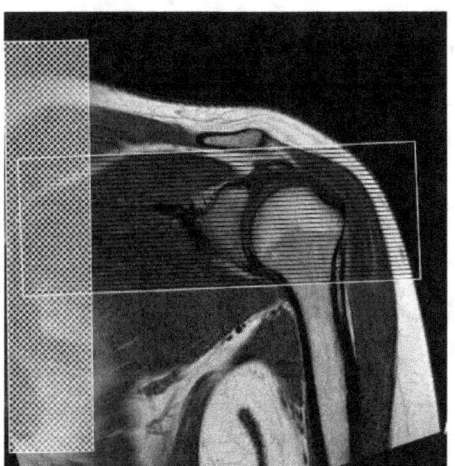 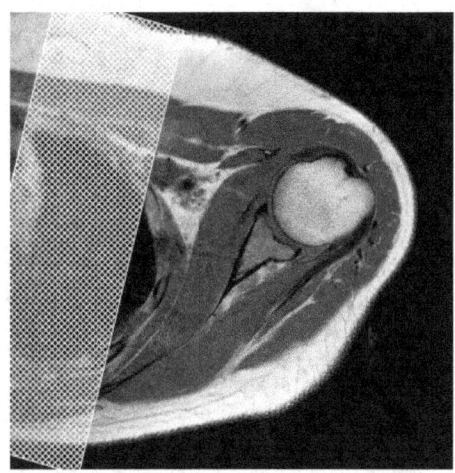

Fig. 73 – Posizionamento della banda di presaturazione sul localizzatore assiale

<u>Caratteristiche degli strati:</u> il numero di strati utilizzati in assiale è quello che può presentare la maggior variabilità. Si possono utilizzare da un minimo di 16 strati con copertura da poco al di sopra del margine superiore della glena a poco al di sotto della stessa. E' ovviamente consigliato un numero maggiore di strati per assicurare la copertura di tutta l'acromionclavicolare fino a 2 cm inferiormente al margine inferiore della glena. Spessori come sempre di 3-4 mm.

<u>Strutture visualizzate in modo accurato:</u> rapporti acromionclavicolari, sottospinato, sottoscapolare, piccolo rotondo, legamenti gleno omerale, capo lungo del bicipite, porzione anteriore centrale e posteriore della glena, coracoide, corpo scapolare.

NOTA 1: quando si specifica che le presaturazioni spaziali non sono necessarie significa che il loro utilizzo, considerato il costo in termini di tempo di scansione, non porta a significativi miglioramenti sulla qualità di immagine.

NOTA 2: Una precisazione in merito alle strutture di riferimento considerate nell'inclinazione dei piani di studio: la spalla è un'articolazione con elevata variabilità della conformazione ossea e della posizione e rotazione delle strutture ossee stesse rispetto al complesso della gabbia toracica. Questo si ripercuote anche sulle inserzioni dei differenti tendini e sugli assi principali dei ventri muscolari degli stessi. L'operatore deve saper riconoscere le anomalie aberranti che possono portare a grossolani errori di inclinazione, e correggerle per seguire degli assi ideali che siano adatti allo studio d'insieme delle differenti strutture osteo-legamentose. Sempre in caso di anomalie di conformazione, se la patologia ricercata è ben definita e specifica, le inclinazioni devono essere adattate alla miglior visualizzazione di quelle determinate strutture sacrificando eventualmente le altre.

NOTA 3: La recente introduzione delle tecniche di riempimento radiale del k-spazio ha portato ad un miglioramento qualitativo delle immagini della spalla grazie all'importante diminuzione degli artefatti da movimento respiratorio: queste tecniche hanno spesso il vantaggio aggiuntivo di non aver una codifica di fase selezionabile e contestualmente nessun vincolo legato al ribaltamento di strutture esterne al FOV studiato.

NOTA 4: le obliquità descritte sono usate nella gran maggioranza degli esami di spalla effettuati e sono indicati allo studio delle strutture osteo-legamentose. In caso di processi tumorali di grandi dimensioni o fenomeni infettivi diffusi è possibile scegliere di utilizzare bobine differenti con maggior copertura, FOV più ampi e soprattutto utilizzare obliquità di strato neutre lungo i piani principali corporei.

Precisazioni:

<u>Oversampling:</u> quando si parla di oversampling ci si riferisce alle funzioni di anti-ribaltamento presenti sulle apparecchiature atte ad aumentare il campo di codifica di fase per evitare il tipico artefatto. L'aumento dell'oversampling aumenta anche il tempo di acquisizione, aumenta relativamente il SNR ma non migliora la risoluzione spaziale. L'oversampling in alcune apparecchiature può essere applicato in modo asimmetrico in modo da ottimizzare l'eventuale aumento di tempo necessario

<u>Presaturazioni:</u> sono bande di determinati spessori che annullano il segnale dei tessuti presenti in esse. Vengono impiegate per eliminare quegli artefatti da movimento o da pulsazione che si vanno a ripercuotere sulle strutture di interesse. L'utilizzo di bande di presaturazione può portare ad un aumento dei tempi di acquisizione, in particolare nelle sequenze a TR breve.

ORIENTAMENTI SUPPLEMENTARI, AGGIUNTIVI E RICOSTRUZIONI MULTIPLANARI (MPR)

a cura di Alessandro Tombolesi, Alan Gerevini

La complessità delle strutture anatomiche della spalla, come di qualsiasi altra articolazione del corpo umano, rende necessaria l'esecuzione di più piani di scansione al fine di permettere la comprensione di orientamento, sviluppo, disposizione assoluta e relativa alle strutture adiacenti di una qualsiasi componente ossea, muscolare, cartilaginea, tendinea o legamentosa. L'esigenza dell'esaminatore di evidenziare alterazioni morfologiche patologiche rende talvolta doverosa l'acquisizione di piani obliqui accessori con sequenze di ponderazione utile al fine diagnostico prefissato, od in alternativa di idonee ricostruzioni multiplanari di sequenze 3D opportunamente acquisite in termini di spessore di strato e capacità di risoluzione in piani differenti da quello di acquisizione.

Di seguito vengono riportati alcuni esempi di piani di scansione, o di ricostruzione MPR da scansione 3D, finalizzati alla valutazione delle principali strutture legamentose dell'articolazione scapolo-omerale, frequentemente sedi di patologia traumatica o degenerativa.

Legamento coraco-omerale:

fa da tetto alla capsula articolare, si inserisce sulla parte craniale della coracoide e dell'omero.

Il migliore orientamento per una sua visione d'insieme è un sagittale obliquo che si ottiene ricercando da un preesistente pacchetto assiale la visione contemporanea di coracoide ed omero (quindi scansione craniale) e su questa impostando le scansioni secondo una linea tangente al profilo anteriore coracoideo ed alla porzione posteriore del solco intertubercolare bicipitale :

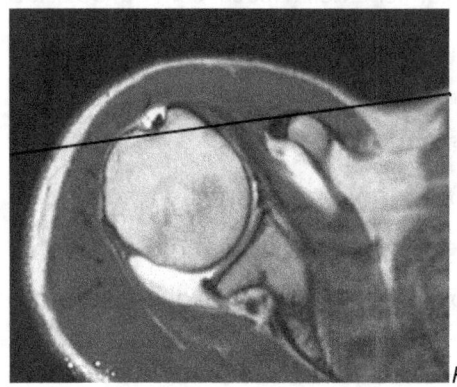

Fig. 74

Impostando poche scansioni di 2-3 mm di spessore nel range indicato in figura si ottiene un immagine di questo tipo in cui è possibile apprezzare il legamento coraco-omerale secondo il suo decorso:

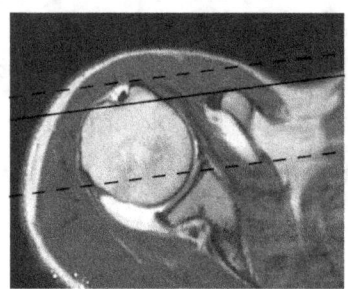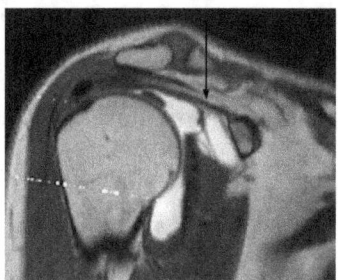

Fig. 75

Legamento coraco-acromiale:

Il decorso del legamento coraco-acromiale è apprezzabile sulle immagini sagittali oblique che si ottengono dalla coronale mediana della glena.

Da una scansione assiale preesistente, nell'immagine mediale della glena (ovvero dove essa è rappresentata nella maggior dimensione), si impostano scansioni coronali perpendicolari alla linea di congiunzione tangente il labbro glenoideo anteriore e posteriore:

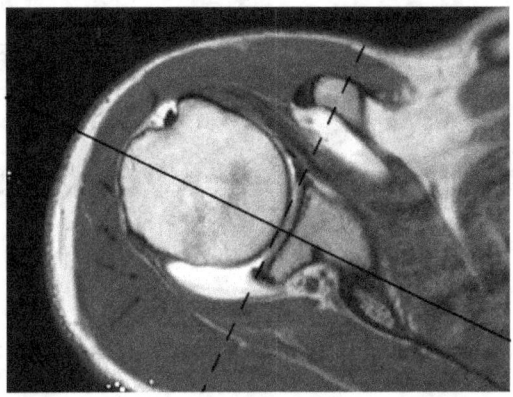

Fig. 76

Sull'immagine risultante si imposta una scansione para sagittale inclinata di 20 -25 gradi rispetto il profilo glenoideo in senso latero-mediale, al fine di ottenere immagini in cui sia apprezzabile il legamento coraco-acromiale :

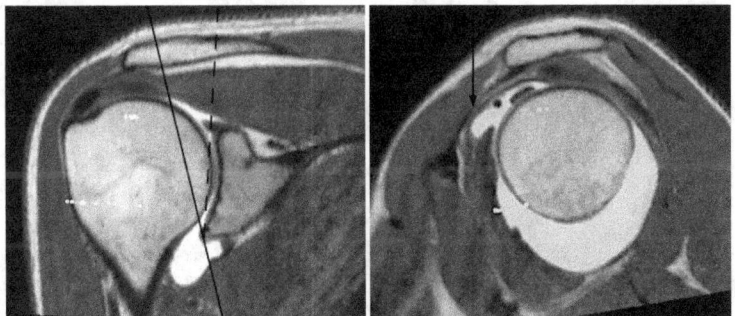

Fig. 77

Lo stesso legamento può essere rappresentato secondo il suo maggior asse da semplici scansioni coronali, a strato sottile di 2 o 3 mm, con inclinazione inferiore rispetto alle tradizionali coronali di spalla :

ed il risultato è rappresentato in figura.

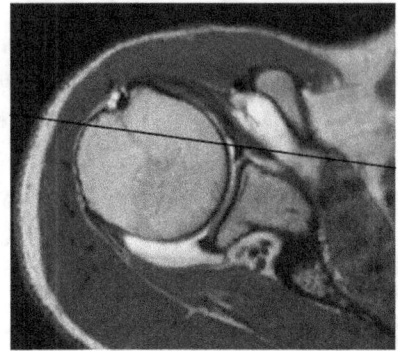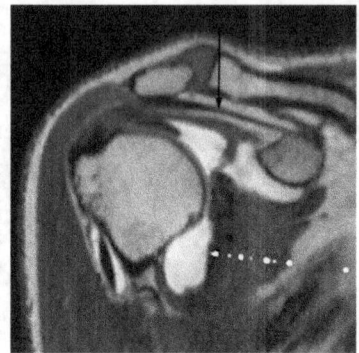

Fig. 78

Legamenti propri (gleno-omerale superiore, medio ed inferiore):

sono visibili principalmente nelle scansioni sagittali tangenziali alla glena, in scansioni di spessore ridotto (2-3 mm)

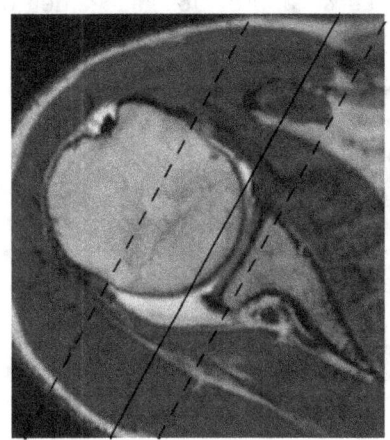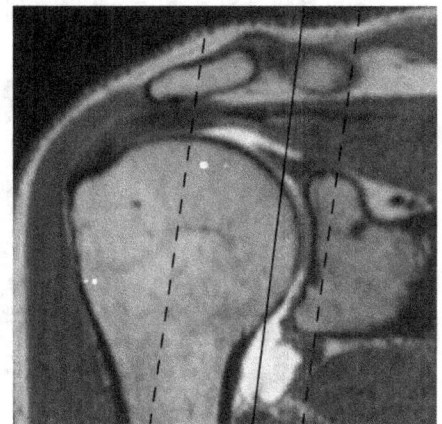

Fig. 79

ed il risultato iconografico è il seguente:

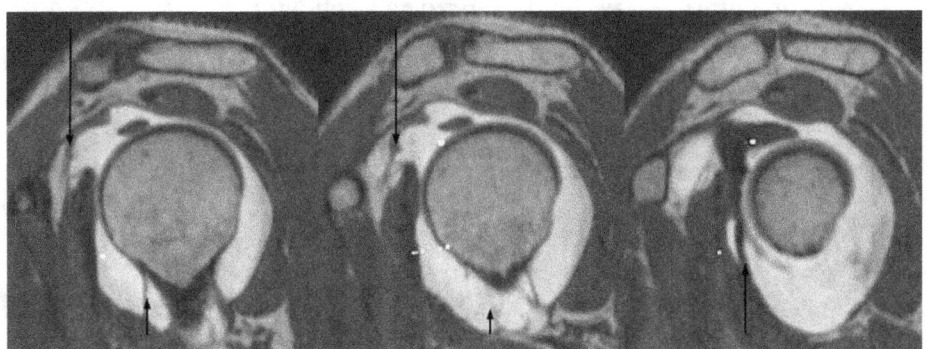

Fig. 80

Legamento Coraco – Glenoideo

Su scansioni della stessa inclinazione delle precedenti, in una porzione leggermente più prossimale alla glena, è possibile apprezzare il legamento coraco – glenoideo :

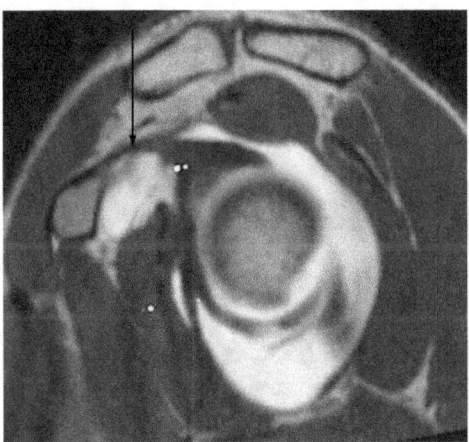

Fig. 81

Legamenti Coraco – Clavicolari (trapezoide e conoide)

Visibili da una scansione sagittale a strato sottile in una posizione più mediale rispetto ai precedenti :

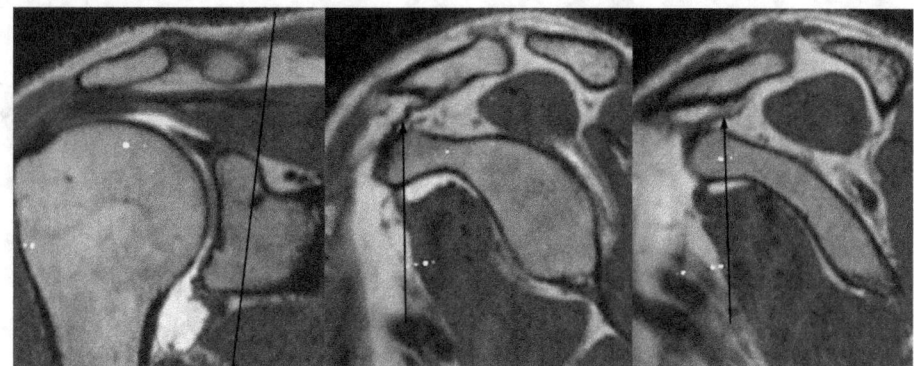

Fig. 82

Oppure da una scansione coronale obliqua generata da un'assiale precedentemente acquisita in cui sia visibile la maggior estensione dell'estremità distale della clavicola, si imposta un piano sagittale che la tagli perpendicolarmente e sul quale si imposta un piano paracoronale tangente al profilo posteriore di acromion e coracoide:

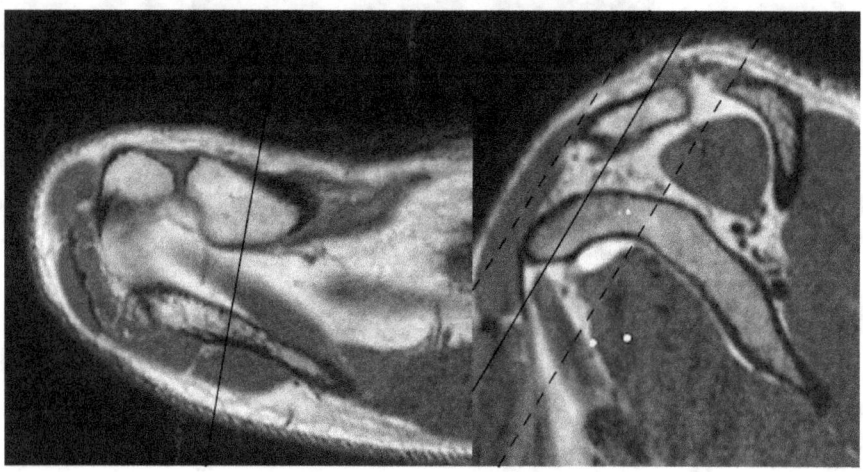

Fig. 83

Il risultato iconografico atteso è il seguente :

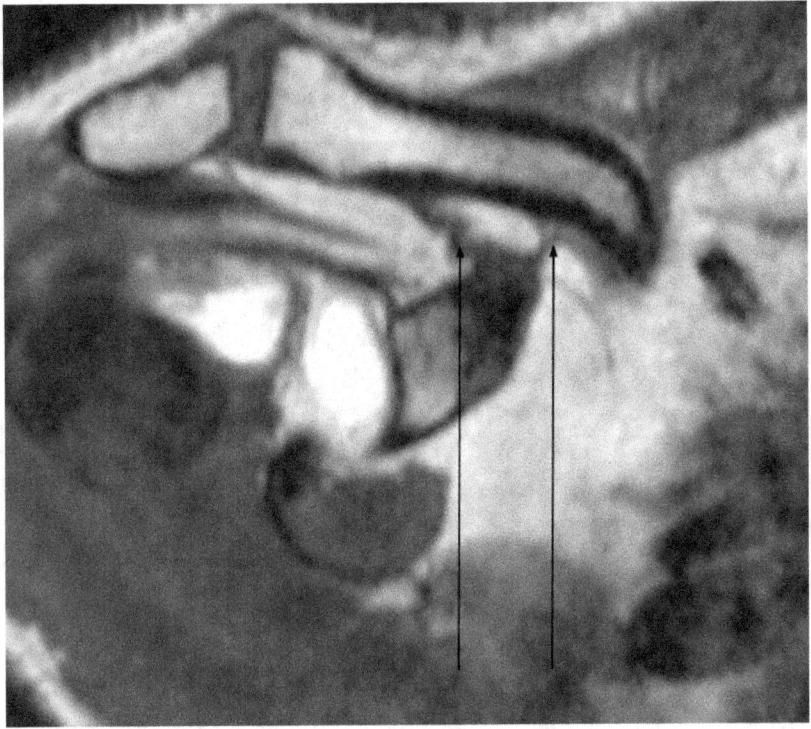

Fig. 84

Inserzione glenoidea del tendine capo lungo del bicipite

Visibile da scansioni assiali, ottenute da coronali preventivamente acquisite, in un piano passante tra il profilo superiore della glena ed il profilo inferiore dell'acromion :

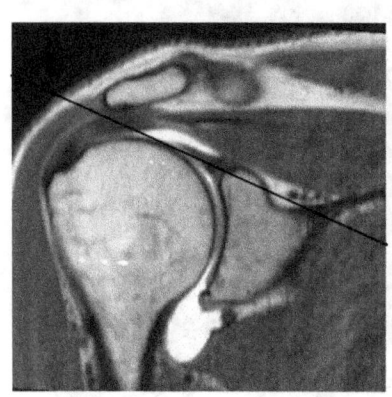
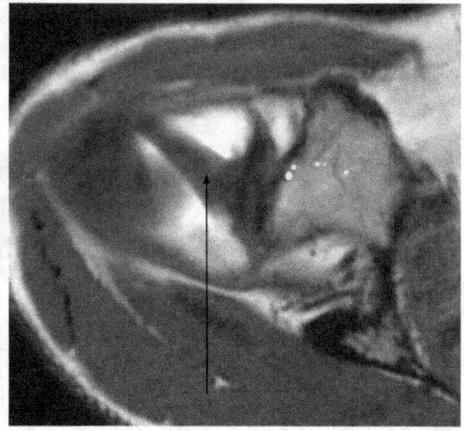

Fig. 85

Su questa inclinazione assiale è possibile impostare scansioni coronali oblique che seguano il decorso del tendine al fine di rappresentarlo al meglio lungo la sua estensione:

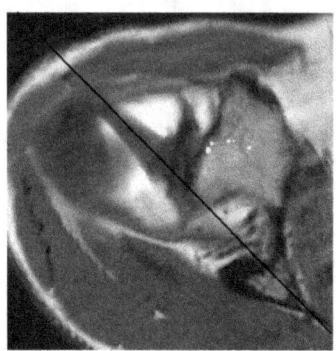
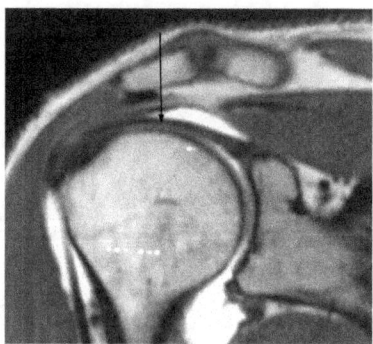

Fig. 86

ARTRO-RM

A cura di Andrea Forneris, Alan Gerevini, Alessandro Tombolesi

La Risonanza Magnetica è considerata la metodica "gold standard" nella valutazione delle patologie interessanti l'articolazione della spalla, grazie alla possibilità di conciliare un'elevata sensibilità ad una visione panoramica delle varie strutture anatomiche.

Nello studio dell'instabilità od in quadri in cui lo studio RM basale possa destare sospetti o comunque condurre ad una diagnosi non certa, o le sopraelencate caratteristiche della metodica non siano soddisfacenti per ottenere una diagnosi completa, è possibile eseguire l'esame con l'ausilio del mezzo di contrasto intra-articolare, al fine di evidenziare con precisione lesioni difficilmente riconoscibili con iter terapeutico poi volto o all'artroscopia o a percorsi fisioterapici. Le principali indicazioni all'Artro RM sono:

- **lesioni parziali della cuffia dei rotatori**

- **instabilità**

- **ricerca lesioni del cercine glenoideo**

- **SLAP lesion**

- **studio di cisti comunicanti**

Per meglio illustrare la corretta esecuzione della metodica, si identificano differenti step: la preparazione della sala radioscopica, la parte interventistica e l'esecuzione dell'esame di risonanza.

Informazione del paziente

Anche se l'esame Artro-Rm di spalla è spesso effettuato come un'indagine di completamento all'esame standard, il paziente deve essere informato in relazione alla procedura invasiva e dare il proprio consenso. La procedura è comunemente poco dolorosa, con variabilità dovute alla soglia del dolore del paziente, alla praticità del medico che effettua la puntura e dall'uso o meno di anestetico.

E' necessario porre particolare attenzione ad eventuali allergie specifiche ai prodotti utilizzati (iodio, anestetico e mezzo di contrasto) e verificare che non sussistano condizioni sfavorevoli come l'assunzione di farmaci anticoagulanti o problemi di coagulazione preesistenti.

Oltre ad aver verificato la totale compatibilità RM è anche importante verificare eventuali rischi di claustrofobia che, se considerevoli, possono impedire l'effettuazione dell'esame. Nei casi dubbi è possibile aumentare lievemente la quantità di iodio utilizzata, in modo da poter eventualmente recuperare il gesto diagnostico fallito con un esame TC.

Preparazione della sala:

Il vantaggio della metodica è quello di poter distendere la capsula articolare con l'iniezione di mezzo di contrasto; per poterlo fare è necessario che il medico esegua una manovra interventistica mini-invasiva. Affinché l'iniezione del mezzo di contrasto sia correttamente in sede glenoidea, il radiologo necessita dell'ausilio di guide video-iconografiche le quali possono essere radioscopiche od ecografiche (meno frequenti).

Il kit per la centratura dell'accesso intra-articolare deve essere composto da:

• Telo Sterile

• Guanti sterili

• Soluzione liquida antisettica

• Soluzione fisiologica

• Mezzo di Contrasto Iodato

• Garze Sterili

• Mezzo di Contrasto a base di Gadolinio con concentrazione specifica*

• Ago spinale mandrinato 18-22 G

• Siringhe 20 cc

• Lidocaina 1%

*La concentrazione di gadolinio utilizzata con iniezione diretta intrarticolare è di 2 mmol/L o 0,0025 mmol/ml che è pari a una diluizione di 1/200 della concentrazione impiegata per la somministrazione endovenosa. Esistono farmaci già pronti in siringhe pre-riempite oppure è possibile preparare una soluzione equivalente diluendo 1 ml di Gadolinio 0,5mmol/Ml in 200 ml di fisiologica utilizzando poi solo la quantità necessaria.

Centratura e somministrazione MDC

Il paziente viene posizionato supino sul tavolo radioscopico con l'arto in esame leggermente extra-ruotato al fine di aumentare lo spazio d'accesso dell'ago nella cavità glenoidea; il paziente viene coperto con dispositivi per la protezione individuale da raggi x (facendo in modo che non entrino nel campo di vista e nel raggio d'azione del radiologo), preparato il campo sterile ed effettuata la disinfezione della cute da parte del personale infermieristico, successivamente il medico somministra una piccola dose di anestetico locale (2cc di lidocaina 1%).

Il Radiologo, con l'ausilio della fluoroscopia, punge l'articolazione; per assicurarsi che la procedura interventistica sia correttamente finalizzata al riempimento della cavità articolare viene utilizzata anche una piccola quantità di mezzo di contrasto radiopaco a base di iodio. Viene quindi iniettato il mezzo di contrasto paramagnetico dedicato, in quantità variabile dai 7 ai 15 ml a seconda dell'articolazione.

Durante l'iniezione vengono eseguite delle acquisizioni radioscopiche per monitorare il corretto spandimento del contrasto. Da parte del paziente è invece possibile che si diffonda una progressiva sensazione di instabilità a livello articolare, tale da simulare una lussazione; questo fenomeno è dato dall'aumento del volume liquido intra-articolare ed è quindi un incoraggiante indice di correttezza della procedura.

In casi di indagine per "Spalla Congelata"/"Capsulite Adesiva" la manovra di iniezione del contrasto può essere dolorosa, questo in quanto il liquido spinto all'interno della capsula articolare, per un principio idraulico-pressorio, favorisce un parziale scollamento delle strutture più ventrali dell'articolazione. A questo proposito è consigliabile l'utilizzo di siringhe a bassa resistenza.

Un altro approccio alternativo si ha nei casi in cui il paziente presenti una forte allergia al mezzo di contrasto; per bypassare la problematica viene iniettata esclusivamente soluzione fisiologica, questa alternativa comporta un cambiamento del protocollo di studio: verranno abbandonate le sequenze T1-pesate a favore delle T2 come gold standard per la riuscita diagnostica della metodica.

Una volta terminata l'iniezione, il Radiologo invita ed aiuta il paziente a muovere la spalla con molta cautela al fine di favorire lo spandimento del mezzo di contrasto; dopo circa 5 minuti dall'iniezione si può procedere con l'esecuzione dell'esame di Risonanza.

E' bene ricordare che la manovra interventistica può essere supportata, in alternativa alla fluoroscopìa, da una guida ecografica; in questi casi l'accesso usato dal medico radiologo, oltre che al tradizionale approccio anteriore, può anche essere postero-superiore, tipico di centrature eseguite con paziente seduto e non supino. Ciò non va a influire sulla riuscita o meno della pratica, ma è un aspetto procedurale deciso dal medico radiologo esclusivamente per motivi di praticità di manovra.

Artrografia indiretta

Poco utilizzata, è una metodica alternativa all'iniezione diretta intrarticolare, l'artrografia indiretta si basa sulla somministrazione endovenosa di Gadolinio 0,5mmol/ml che dopo 30-40 minuti andrà a creare un effetto artrografico per effetto di diffusione nel liquido intraarticolare, ovviamente in modo meno importante rispetto all'artrografia diretta. Lo svantaggio principale di questa soluzione è dovuta all'enhancement che subiscono anche altre strutture normali e che possono simulare lesioni, per esempio dei labbri glenoidei.

Esecuzione dell'esame RM dopo distensione articolare con mdc

Eseguita la manovra interventistica il paziente viene preparato per sottoporsi all'esame di diagnostica RM. Come esplicato in precedenza, la preparazione all'esame, dalla svestizione al posizionamento, deve essere eseguita al fine di garantire poi l'esecuzione dell'esame in massima sicurezza.

CONSIDERAZIONI SULLE SEQUENZE IN ARTRO-RM

Effettuata l'introduzione intraarticolare di mezzo di contrasto a base di gadolinio (iperintenso in T1) si otterrà una distensione della capsula articolare ed una diffusione del liquido nelle zone lesionali che comunicano con la stessa. Le sequenze utilizzate saranno, quindi, perlopiù sequenze ponderate in T1, ad alta risoluzione sia senza che con soppressione del grasso: la soppressione del grasso permette di isolare l'iperintensità T1 del gadolinio visualizzandola in modo quasi esclusivo ma, a parità di tempo con la T1 standard, si vede deficitaria in termini di rapporto segnale rumore (più rumore deve essere compensato da maggior tempo di acquisizione o diminuzione della risoluzione spaziale).

Le sequenze T2 potranno comunque essere utilizzate, sia senza che con soppressione del grasso, ma presenteranno iperintensità sia dei liquidi di versamento fisiologico che del prodotto iniettato senza possibilità di distinzione tra i due.

Le sequenze STIR invece sono inficiate da un artefatto di annullamento del segnale del gadolinio e si presenteranno con un aspetto nero della cavità articolare: per questo motivo si preferisce non utilizzarle dopo iniezione intrarticolare di materiale paramagnetico

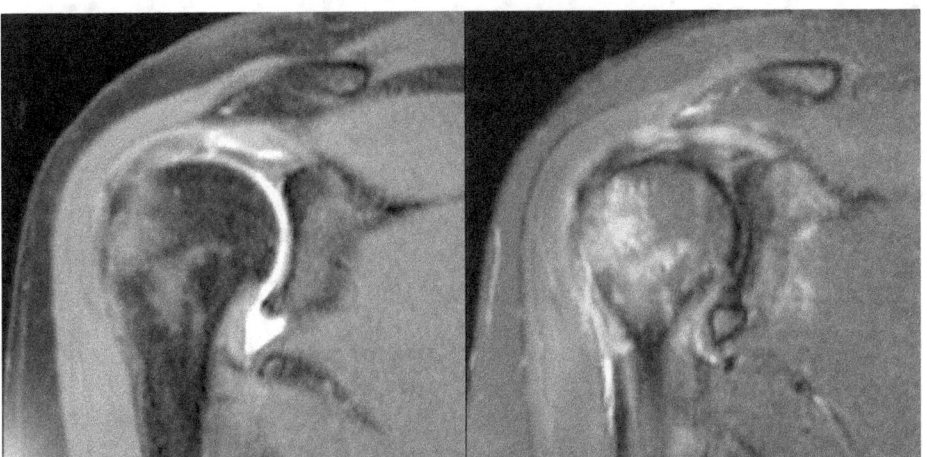

Fig. 87 – Differenza tra T1 con soppressione del grasso (a sinistra) e STIR (a destra) post introduzione di mezzo di contrasto intraarticolare

Il **protocollo** di studio generale per l'esame Artro-RM presenta un problema concettuale di fondo: quali informazioni devono essere ottenute da questa indagine? L'organizzazione di questi esami, infatti, può seguire alcune differenti filosofie di pensiero anche in relazione all'iter seguito dal paziente durante tutto il percorso diagnostico. La questione chiave è relativa agli esami eseguiti precedentemente, e se è già stata eseguito o meno uno studio RM di base. Questo porta a due scelte principali:

- CASO A: il paziente ha già eseguito una RM di base ma è necessario un completamento diagnostico aggiuntivo tramite Artro-RM

- CASO B: il paziente non ha ancora eseguito RM

Il caso A è quello che permette di utilizzare protocolli iperspecifici per lo studio artrografico. In particolare verranno effettuate prevalentemente sequenze poderate in T1 , perché differisce marcatamente da quello standard: le sequenze utilizzate sono tutte tendenti alla pesatura T1, al fine di esaltare l'iperintensità del liquido di contrasto che pesature T2 o Inversion Recovery maschererebbero.

Il caso B richiede comunque l'esecuzione di sequenze ponderate in T2 con la saturazione del grasso, per mettere in evidenza eventuali sofferenze ossee, secondo due principali filosofie:

B1- il paziente effettua delle sequenze T1 e T2 con saturazione del grasso o STIR "a secco" prima di effettuare l'iniezione intraarticolare: questa soluzione è la più dispendiosa in termini di tempo ma la migliore come completezza di informazioni.

B2- vengono eseguite sequenze T2 con soppressione spettrale del grasso direttamente dopo iniezione del gadolinio.

Verranno proposti alcuni protocolli ideali per i tre casi descritti, che ovviamente possono avere variabilità sia per le preferenze del team sia in relazione alla patologia in esame. Tutte le soluzioni proposte richiedono effettuazione di un centratore per ottenere immagini di riferimento su cui posizionare le successive sequenze:

- Localizer sui tre piani: sequenze T1 pesate a bassa risoluzione sono sufficienti sia per ottenere informazioni sui reperi anatomici, sia per prendere visione, seppur a grandi linee, dello spandimento del mezzo di contrasto. Qualora fosse necessario, per una migliore visualizzazione dei piani di studio, è consigliabile eseguire un secondo localizer correttamente centrato sulle strutture anatomiche.

CASO A – Artro pura

 - Coronale TSE T1 ad alta risoluzione (2-3mm di spessore con pixel 0,4-0,5 mm per lato).

- T1 3D assiale isotropica con voxel 0,5-0,6 mm di lato. L'accuratissimo dettaglio anatomico ricavato da questa sequenza è in grado di risolvere gran parte dei quesiti diagnostici. Il connubio tra la pesatura T1 e l'iniezione di mezzo di contrasto, offre sia una precisa panoramica riguardo le condizioni della capsula articolare che, in generale, un dettaglio anatomico notevole su tutto il volume acquisito. L'isotropia del voxel, inserita in un contesto di acquisizione 3D, offre, in fase di post processing, la possibilità di eseguire ricostruzioni multiplanari dando quindi chance all'operatore di creare immagini sia con orientamenti standard (coronali, sagittali) che con orientamenti specifici per ogni struttura anatomica interessata.

- Sagittale TSE T1 ad alta risoluzione (2-3mm di spessore con pixel 0,4-0,5 mm per lato). Importante nei casi di diagnosi differenziale tra patologia labiale e complesso di Buford; inoltre offre una buona visualizzazione di lesioni labiali ad ore 3 e 6.

- Assiale TSE T1 con saturazione spettrale del grasso (solitamente la risoluzione non riesce ad arrivare a quella ottenuta nelle sequenze senza la saturazione del grasso)*

l'utilizzo di sequenza T1 aggiuntiva con saturazione del grasso può essere eseguita anche negli altri due piani

CASO B1 – Base + Artro pura

- Coronale STIR

- Assiale TSE DP con saturazione spettrale del grasso

- Sagittale TSE T1

Iniezione intraarticolare

- Coronale TSE T1 ad alta risoluzione (2-3mm di spessore con pixel 0,4-0,5 mm per lato)

- T1 3D assiale isotropica con voxel 0,5-0,6 mm di lato

- Sagittale TSE T1 ad alta risoluzione (2-3 mm di spessore con pixel 0,4-0,5 mm per lato)

CASO B2 – Artro con sequenze T2

- Coronale TSE DP con saturazione spettrale del grasso

- Assiale TSE DP con saturazione spettrale del grasso

- Coronale TSE T1 ad alta risoluzione (2-3 mm di spessore con pixel 0,4-0,5 mm per lato)

- T1 3D assiale isotropica con voxel 0,5-0,6 mm di lato

- Sagittale TSE T1 ad alta risoluzione con saturazione spettrale del grasso

SICUREZZA

A cura di Alan Gerevini

Parlare di sicurezza in risonanza magnetica non è semplice: nella maggior parte dei casi il rischio è quello di essere superficiali e non dedicare abbastanza spazio ad un argomento al quale sono stati dedicati interi libri. In questo contesto elencheremo alcuni dei device sui quali è necessario porre attenzione.

Gli oggetti sui quali è necessario un controllo accurato sono quelli composti, anche solo parzialmente, da componenti metallici. Ciò che andrà a determinare la compatibilità del dispositivo con il magnete dipende da molti fattori:

- Il tipo di materiale metallico utilizzato
- La struttura del materiale metallico
- La posizione dello stesso rispetto agli organi del corpo
- L'eventuale presenza di altri dispositivi sovrapposti o nelle immediate vicinanze
- Il tipo di magnete utilizzato
- Il tipo di sequenze utilizzate

La complessità di queste variabili potrebbe rendere le decisioni estremamente difficili (o addirittura impossibili), valgono le certificazioni rilasciate dai costruttori, la classificazione fornita dalle società scientifiche che si occupano di sicurezza e infine l'esperienza sul campo. Alcuni casi rimarranno comunque dubbiosi e la decisione finale sarà a discrezione del Radiologo anche e soprattutto in base alla necessità clinica delle informazioni ottenibili da questa metodica.

La classificazione dei materiali li suddivide in tre grossi gruppi:

- SAFE (il paziente può essere esaminato in RM senza limiti legati al dispositivo)
- CONDITIONAL (il paziente può essere esaminato in RM ma con alcune condizioni restrittive)
- UNSAFE (il paziente non può essere esaminato in RM senza la possibilità di incorrere in incedenti anche gravi o mortali)

La premessa che è bene fare, della quale non tutti ne sono sempre a conoscenza, è che il magnete è sempre attivo, a questo proposito è importante che eventuali impedimenti all'esecuzione dell'esame vengano evidenziate durante l'anamnesi o durante la compilazione del foglio di consenso informato.

Stilata questa suddivisione andiamo ora a vedere i componenti di queste tre categorie

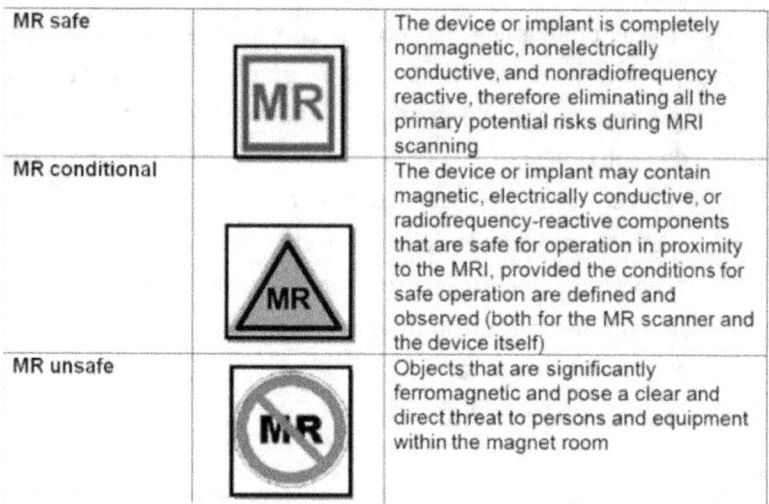

MR safe		The device or implant is completely nonmagnetic, nonelectrically conductive, and nonradiofrequency reactive, therefore eliminating all the primary potential risks during MRI scanning
MR conditional		The device or implant may contain magnetic, electrically conductive, or radiofrequency-reactive components that are safe for operation in proximity to the MRI, provided the conditions for safe operation are defined and observed (both for the MR scanner and the device itself)
MR unsafe		Objects that are significantly ferromagnetic and pose a clear and direct threat to persons and equipment within the magnet room

Fig. 88: Tabella che identifica le tre categorie alle quali possono appartenere dispositivi elettronici potenzialmente introducibili in un Campo Magnetico Stabile. Tabella certificata dall' "American Society for Testing and Materials International", una delle organizzazioni più influenti in merito a standard tecnici.

Safe

Impianti dentali, protesi

Spesso vengono erroneamente identificate la protesi e gli impianti dentali come elementi non compatibili con l'esame RM. In realtà i numerosi passi avanti compiuti in ambito odontoiatrico hanno indirizzato all'utilizzo di materiali totalmente RM-safe. Le precauzioni da prendere sono in relazione alla possibile insorgenza di artefatti in studi cranio-facciali; a questo proposito, ove possibile è consigliabile invitare il paziente a rimuovere eventuali impianti protesici mobili.

Dispositivi anticoncezionali intrauterini (spirale)

Dispositivi impiantati a livello dell'utero mediante procedura mininvasiva, la composizione può essere sia metallica che non metallica. Studi sulla sicurezza, hanno verificato che dispositivi sia metallici che non, sono RM compatibili fino a campi magnetici 3 Tesla, ma è fortemente consigliata una visita ginecologica di controllo dopo l'esame di Risonanza Magnetica, per scongiurare eventuali mobilitazioni del dispositivo e conseguente inefficienza funzionale dello stesso.

Conditional

Lenti a contatto

Va innanzitutto detto che ci sono vari tipi di lenti a contatto: alcune della durata giornaliera, altre mensili, altre ancora usate per uso sportivo o colorate per motivi estetici.

Durante l'esame è prudente invitare il paziente a rimuoverle; è consigliabile quindi avere in dotazione in reparto della soluzione salina oculare.

Studi eseguiti su fantocci hanno dimostrato che la temperatura a livello delle strutture oculari coperte da lenti, aumenta di 1°C dopo circa 8 minuti di scansione. Il fenomeno è più evidente con lenti a contatto colorate contenenti ossido di Ferro.

Piercing e Gioielli

La varietà di materiale con la quale possono essere composti oggetti quali piercing e gioielli è molteplice: da metalli preziosi ad acciaio chirurgico passando per leghe metalliche. Per la totale sicurezza del paziente è bene che tutti gli oggetti metallici vengano rimossi per poter eseguire l'esame. Nella maggior parte dei casi le problematiche alla rimozione si riconducono ai piercing: qualora il paziente fosse inabilitato alla rimozione è consigliabile verificare con una calamita da ufficio la presenza o meno di fenomeni attrattivi.

Prima dell'esame è bene informare il paziente riguardo le problematiche intercorrenti all'esame e invitarlo ad avvisare immediatamente l'operatore in caso di insorgenza delle stesse. Metodi preventivi alla messa in repentaglio della sicurezza, in alternativa alla rimozione dell'oggetto, possono essere quelli di isolare la cute dal distretto anatomico con garze o bendare l'area interessata al fine di contrastare la forza attrattiva del magnete.

Schegge e frammenti metallici

A differenza del materiale ferromagnetico localizzato a livello splancnico, schegge, frammenti o addirittura proiettili situati in altre parti del corpo, sono elementi da supervisionare a causa della loro variabile locazione. Per la maggiore si tratta di schegge in ferro/acciaio oppure di proiettili (principalmente pallini da caccia) costituiti da un mix di materiali metallici. L'esame RM è eseguibile, ma è necessario assicurarsi che gli elementi intrusi non siano in prossimità di strutture vitali, come importanti vasi o delicate radici nervose; come per il distretto testa-collo un RX panoramica può aiutare il personale medico a valutare la situazione. Va ricordato inoltre che il nostro corpo, favorisce un processo di fibrosi attorno a strutture estranee penetrate al suo interno in un processo traumatico, questo garantisce una maggiore immobilità del corpo estraneo quanto più è il tempo che esso è presente nell'organismo.

Cerotti medicati

Usati sia per terapie ormonali che antinfiammatorie, entrambe a lento rilascio.

Le problematiche principali correlate all'uso del cerotto medicato sono da riferire a scottature, in particolare per quella ristretta cerchia di cerotti dotata di supporti di alluminio o piccoli filamenti metallici atti a migliorarne l'aderenza cutanea.

Per scongiurare episodi lesivi per il paziente è sempre consigliabile invitarlo a rimuovere i cerotti medicati.

Clip Aneurismatiche

Utilizzate per il trattamento di aneurismi e malformazioni artero-venose, queste clips sono costituite da svariati elementi non compatibili con l'alto campo magnetico.

Come per altri dispositivi, alcuni modelli, quelli non ferromagnetici e scarsamente ferromagnetici, sono compatibili con l'esame RM; è comunque necessario attenersi alle direttive indirizzate dalle ditte produttrici, quali lavorare con sequenze a basso SAR, particolari range d'intensità di CMS e breve durata delle scansioni.

Espansori mammari

Dispositivi gonfiabili con soluzione fisiologica con il compito di distendere cute e muscolatura successivamente ad un intervento di mastoplastica, correzione di deformità o casi di seno sottosviluppato al fine di favorire la naturale ripresa della forma anatomica dell'organo.

Due sono le tipologie utilizzate di espansore: una temporanea sostituita poi con protesi di silicone, ed una permanente dotata di valvola removibile una volta raggiunte forme e dimensioni desiderate.

Anche in questo caso la compatibilità o meno del dispositivo va chiarita con i responsabili dell'impianto; i rischi più elevati, oltre al surriscaldamento, sono riconducibili ad una dislocazione dell'apparato valvolare con conseguente perdita di pressione all'interno dell'organo.

Tatuaggi

Dal 2010 ad oggi la comparsa del tatuaggio ha avuto in incremento notevole, in Italia circa 7,5 mln di adulti portano almeno un tattoo, per questo motivo è bene che anche in ambito di sicurezza RM si ponga attenzione a questo fenomeno sociale.

Si conoscono svariate tipologie di tatuaggi: fino alla fine degli anni "90 le componenti delle tinte utilizzate per queste opere decorative contenevano ossido di ferro e altri materiali conduttivi inducendo una sensazione di calore e formicolio se inseriti in un CMS; con gli anni si è passati ad utilizzare materiali man mano più biocompatibili e neutri. Di recente sono stati messi in commercio tatuaggi provvisori glitterati e fortemente tendenti ad un surriscaldamento in corso di esame RM.

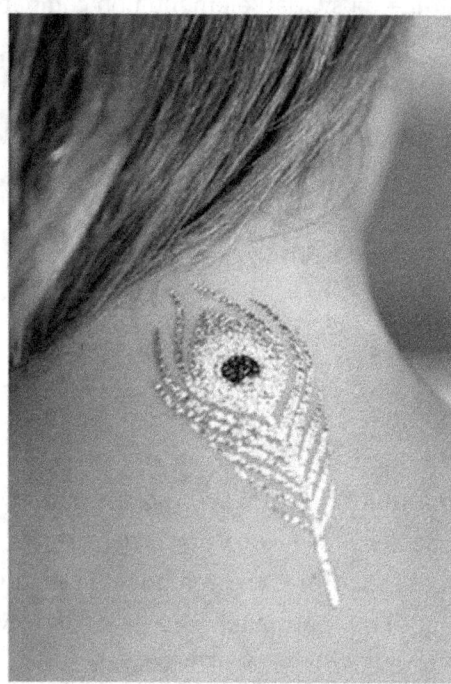

Fig. 89: Esempio di tatuaggio glitterato temporaneo in voga negli ultimi anni. Forti sono le componenti reattive al Campo Magnetico ed è consigliabile quindi la rimozione, o in alternativa una supervisione continua del paziente.

Le precauzioni da adottare sono innanzitutto l'informazione al paziente sui fenomeni intercorrenti nell'esame al fine che possa segnalare anomalie e sensazioni di calore con gli appositi strumenti di avviso, inoltre operare a livelli di SAR bassi favorisce una minor sollecitazione dei materiali reattivi all'intensità di B_0.

Bendaggi gastrici

Dispositivi applicati mediante intervento chirurgico a livello del cardias al fine di limitare il riempimento gastrico favorendo una sensazione di sazietà.

La maggior parte di questi dispositivi è RM compatibile, ma è sempre buona cosa informarsi direttamente con il reparto responsabile dell'intervento.

Impianti penieni

Questi devices vengono installati in pazienti con gravi disfunzioni erettili. I due modelli dominanti sul mercato, non hanno attualmente disponibili informative riguardo la compatibilità RM, ma esistono case produttrici minori che fabbricano dispositivi certificati compatibili.

La procedura corretta è sempre quella di richiedere al reparto responsabile dell'impianto gli estremi per valutare la compatibilità o meno dello strumento.

Elettrodi ECG

Dispositivi locati a livello cutaneo, collegati elettricamente ad un'apparecchiatura ECG al fine di misurare la frequenza del battito cardiaco.

Sono utilizzati in RM all'occorrenza per monitorare pazienti cardiopatici, in alternativa possono finire accidentalmente a contatto con il CMS nei casi in cui rimangano adesi alla cute di pazienti precedentemente indagati con ECG.

E' fondamentale che gli elettrodi, anche se RM compatibili, siano disposti in modo omogeneo alla cute del paziente, senza la presenza di gap o bolle d'aria tra il dispositivo e la pelle; in caso di scorretta applicazione, è possibile che il contatto elettrico cute-elettrodo si interrompa creando correnti parassite responsabili di piccole ustioni.

In commercio esistono innumerevoli tipologie di elettrodi, in letteratura è sempre consigliata la rimozione dei dispositivi tranne nei casi in cui siano di ausilio al monitoraggio RM del paziente (eseguito con elettrodi compatibili).

Trucco e Cosmetici

Il trucco in Risonanza Magnetica necessita di un livello di attenzione da parte dell'operatore direttamente proporzionale alla quantità e alla tipologia del cosmetico utilizzato.

I due principali tipi di trucchi usati sono quello permanente, responsabile di artefatti e lieve surriscaldamento, e quello con riflessi metallico-glitterati che può causare, oltre che artefatti, un importante surriscaldamento. Esso è tale da poter indurre lievi ustioni, in particolare quando la struttura oggetto di studio è propria del distretto testa-collo.

La migliore soluzione è sempre quella di invitare il paziente a rimuovere il trucco, in alternativa, al fine di scongiurare eventi lesivi, oltre che una scarsa qualità dell'esame, è bene sia informare il paziente della possibile sensazione di calore a ridosso di volto ed orbite, sia istruirlo al fine di usare i dispositivi di allarme per avvisare l'operatore.

Filtri cavali

Dispositivi a maglie metalliche posizionati per via endovascolare in vena cava inferiore con il compito di intercettare trombi in pazienti affetti da Trombosi Venosa Profonda, al fine di prevenire casi di embolia polmonare.

Oltre a pazienti affetti da TVP, questi dispositivi vengono impiantati in pazienti immobili allettati, vittime di grossi traumi o vittime di frequenti embolie.

La maggior parte di questi filtri, è totalmente compatibile con il CMS; una piccola frangia invece è costituita, in minor parte, da materiale ferromagnetico e sono considerati scarsamente compatibili. In questo caso è consigliabile eseguire l'esame di Risonanza almeno 6 settimane dalla manovra d'impianto al fine favorire una miglior adesione delle maglie proprie del filtro alle pareti interne del vaso.

Unsafe

Pacemaker

Piccolo oggetto di circa 5 cm a batterie identificabile come una lieve protuberanza sottocutanea a livello paraclaveare. Ha il compito, mediante piccoli elettrodi situati nel miocardio, di correggere gravi problematiche di aritmia mediante esigui impulsi elettrici.

I danni potenziali al paziente, in caso di inserimento in apparecchio RM, possono essere di tre tipi:

- Modifica della funzione: l'azione dei gradienti di campo può, mediante gli impulsi di radiofrequenza, modificare le stimolazioni elettriche cardiache, in alternativa danneggiare il dispositivo rendendolo inutilizzabile.

-Surriscaldamento: gli impulsi RF possono provocare un surriscaldamento delle componenti ferromagnetiche ed elettriche arrecando danni tissutali sia a livello miocardico che cutaneo.

-Movimentazione: le componenti ferromagnetiche del dispositivo, stimolate dal CMS possono muoversi ed arrecare danni.

Il dispositivo è quindi totalmente incompatibile; di recente produzione sono stati lanciati sul mercato dispositivi di materiale compatibile la cui momentanea disattivazione rende possibile l'esecuzione dell'esame, il tutto con la supervisione di figure mediche quali radiologo e cardiologo.

Pompe a insulina

Piccoli device usati per la continua iniezione di insulina sottocutanea nel trattamento del diabete mellito. Solitamente vengono posizionati a livello dei quadranti inferiori addominali. Ne esistono due principali modelli: uno è situato esternamente, l'altro impiantato internamente al corpo.

La rimozione del dispositivo rende possibile l'esecuzione dell'esame, in alternativa il danno all'apparecchio può causarne il malfunzionamento oltre che la possibilità di arrecare danni fisici quali scottature o lesioni causate dal movimento.

Impianti Cocleari

Piccoli dispositivi posti chirurgicamente in pazienti con importanti deficit uditivi. Composti di tre parti: una cocleare costituita da un filo di elettrodi posto all'interno della coclea, una temporale/mastoidea data da un ricevitore posto sotto cute, a livello temporale/mastoideo, alla quale si collega il filo cocleare, ed una auricolare esterna costituita da un trasduttore rimovibile.

Questi impianti sono di base incompatibili e non sicuri per la sicurezza del paziente; una limitata frangia è invece compatibile con l'esame RM, ma è necessaria la rimozione del ricevitore ed è inoltre raccomandabile lavorare con livelli di SAR inferiori a 1 W/kg (low SAR mode) sul distretto testa/collo.

Qualora il paziente non fosse sicuro della compatibilità del dispositivo, è bene contattare la struttura responsabile dell'impianto.

Frammenti metallici orbitari

Può capitare in pazienti che hanno lavorato come saldatori, fabbri, metalmeccanici ecc. che frammenti o schegge metalliche siano nel distretto cranio-faciale e in particolar modo a livello orbitario.

La forza attrattiva esercitata dal CMS sugli oggetti ferromagnetici, può provocare gravi danni, soprattutto se si tratta di frammenti/schegge intraorbitari.

Nel caso in cui un paziente si presenta con il dubbio di avere o meno frammenti metallici nel viso, è consigliabile eseguire una RX o una brevissima scansione in scopia al fine di valutare l'eventuale presenza e locazione del potenziale elemento lesivo.

Neurostimolatori

Sono piccoli dispositivi a batterie con funzionamento analogo al pacemaker. Vengono impiantati sottocute con elettrodi che raggiungono le aree midollari od encefaliche interessate al trattamento;

hanno il compito di bloccare gli impulsi dolorosi prima che raggiungano le corrispettive aree encefaliche, e sono usati principalmente per il trattamento palliativo di gravi danni midollari o di patologie neuro degenerative.

L'immissione di questi dispositivi in un CMS è fortemente controindicata: il potente Campo Magnetico, interagendo con il dispositivo può causare gravi danni e nei casi più gravi anche la morte del paziente.

Antinfiammatori elettronici ad impulsi

Piccoli dispositivi elettrici usati in ambito fisioterapico/ortopedico che, impiegando impulsi elettromagnetici all'area di applicazione, favoriscono una più rapida guarigione da lesioni od infiammazioni. Gli impulsi facilitano l'afflusso di sangue promuovendo una più rapida crescita cellulare.

Allo stato attuale in letteratura non sono ancora menzionati studi in merito alla sicurezza di questi dispositivi. Essi vengono sempre maggiormente utilizzati nell'ambito sportivo professionistico, ma, considerandone i principi di funzionamento e l'elettronica delle loro componenti, è consigliata fortemente la rimozione preventiva. I rischi sono, oltre a quello di danneggiare il dispositivo, l'innesco di correnti parassite potenzialmente lesive per la cute del paziente.

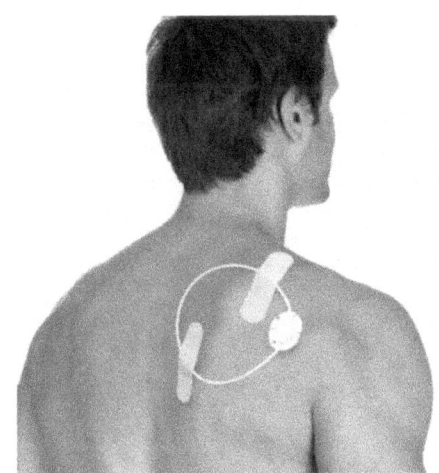

Fig 90: Uno dei nuovi dispositivi antinfiammatori ad impulsi usato dagli sportivi

Protesi acustiche rimovibili

Il complesso ricevitore-microfono-amplificatore di cui sono composti questi oggetti è totalmente incompatibile con l'esame di Risonanza Magnetica.

Il pericolo per l'incolumità del paziente è più basso rispetto agli altri dispositivi menzionati, ma in caso di contatto con il CMS, i danni al dispositivo possono diventare ingenti.

CONCLUSIONI

Per concludere è importante ricordare che il bagaglio di oggettistica e dispositivi potenzialmente lesivi per il paziente è molto ampio; nella classificazione appena trattata sono stati inseriti gli oggetti con i quali, per la maggiore, un operatore può venire a contatto, ma è sempre bene rimanere regolarmente aggiornati in ambito di nuove tecnologie medicali, mode o usanze, anche considerando il contesto sociale e multiculturale nel quale siamo inseriti.

Bibliografia e Sitografia:

- V.Kuperman - *Magnetic Resonance Imaging, physical principles and application*- University of Chicago-Chicago, Illinois- Academic Press, 2000.

-M.Coriasco, O.Rampado, G.B Bradac.- *Elementi di Risonanza Magnetica, dal protone alle sequenze per le principali applicazioni diagnostiche*-Università di Torino- Torino, Italia- Springer-Verlag Italia- 2014.

-D. W. Stoller – *Magnetic Resonance Imaging in Ortopaedics & Sports Medicine* - University of San Francisco – San Francisco, California – Lippincott Williams &Wilkins Edition – 2004.

- D.W. Stoller, P.F.J. Tirman, M.A. Bardella, S. Beltran, R.M. Branstetter III, S.C.P. Blease – *Diagnostic Imaging Orthopaedics* - University of San Francisco – San Francisco, California – Amirsys Inc, Salt Lake City, Utah – 2006.

- O. Cvitanic, P.F. Tirman, J.F. Feller, F.W. Bost, J. Minter, K.W. Carroll- *Using abduction and external rotation of the shoulder to increase the sensitivity of MR arthrography in revealing tears of the anterior glenoid labrum*- American Journal of Roentgenology- Settembre 1997.

- Asgar M. Saleem, Joong K. Lee and Leon M. Novak- Usefulness of the Abduction and External Rotation Views in Shoulder MR Arthrography- Department of Radiology, Albany Medical Center, 43 New Scotland Ave., Albany, NY 12208- American Journal of Roentgenology- Oct. 2008.

-Jerold. S. Shinbane, Patrick M Colletti, Frank G. Shellock – *Magnetic resonance imaging in patientswith cardiac pacemaker:era of "MR Conditional" designs* – Journal of Cardiovascular Magnetic Resonance – Oct. 2011.

-Carolyn M. Sofka, Gina A. Ciavarra, Jo A. Hannafin, Frank A. Cordasco, Hollis G. Potter – *Magnetic Resonance Imaging of Adhesive Capsulitis: correlation with clinical staging* – HSS Journal – Aug. 2008.

-Nadja A. Farshad-Amacker, Sapna Jain Palrecha, Mazda Farshad – *The Primer Sport Medicine Professional Imaging, The Shoulder* – Sport Health sage – Gennaio 2013.

-Peter Nordbeck, Georg Ertl, Oliver Ritter – *Magnetic resonance imaging safety in pacemacker and inplantable cardioverter defibrillator patients: how far have we come?* – European Heart Journal – Marzo 2015.

-Torsten B. Moeller, Emil Reif, with contributions by A. Beck, N. Bigga, Ch. Buntru, M. Forschner, B. Hasselberg, M Hellinger, S. Kòhl, S. Mattil, M. Paarmann, P. Saar Schneider, B. Schild, K.H. Trummler, M. Wolff – *MRI Parameters and positioning* - Am Caritas-Krankenhaus Dillingen/Saar Germany.

-A. Blum, Th. Tavernier, JL. Brasseur et coll. – *L'Epaule. Une approche multidisciplinaire* – Montpeiller, Sauramps Médical – 2005.

-Maximilian F. Reiser, Wolfhard Semmler, Hedvig Hricak – *Magnetic Resonance Tomography* –University of Munich, Munich – Germany – 2008.

- Yuzo Yamasaki, MD Hidetake Yabuuchi, MD Hiroshi Narita, MSc Seiji Kumazawa, PhD Noriyuki Sakai, BSc - *Efficacy of periodically rotated overlapping parallel lines with enhanced reconstruction (PROPELLER) for shoulder magnetic resonance (MR) imaging* - MOSBY
ELSEVIER 11830 Westline Industrial Drive St. Louis, Missouri 63146 -SECTIONAL ANATOMY FOR IMAGING PROFESSIONALS, ed 2Copyright © 2007 by Mosby, Inc., an a liate ofElsevier Inc.

- A. Mark Davies MD, Jürg Hodler MD, MBA - *Imaging of the Shoulder, Techniques and Applications* – Book Medical Radiology – 2004.

- X. Papacharalampous, E. Patsorius, A. Mudinger, A. Beck, V. Kouloulias, E. Primetis, A. Koureas, L. Vlahos – *The effecto of contrast media on the synovial membrane* – European Journal of Radiology – September 2005.

-Meacham, Kenneth S. – *The MRI study guide for technologists* – 1995.

-Alfonso Ragozzino - *Artro RM di Spalla: l'essenziale.*

-Tobias J. Dietrich1, Erika J. Ulbrich[1], Marco Zanetti[1], Sandro F. Fucentese[2] and Christian W. A. Pfirrmann - *PROPELLER Technique to Improve Image Quality of MRI of the Shoulder* - American Journal of Roentgenology – December 2011.

- S. R. Duc, B. Mengiardi, C. W. A. Pfirmann, B. Jost, J. Hodler, M. Zanetti - *Diagnostic Performance of MR Arthrography After Rotator Cuff Repair* - American Journal of Roentgenology – Jan. 2006.

- B. A. Hargreaves, P. W. Worters, K. Butts Pauly, J. M. Pauly, K. M. Koch, G. E. Gold – *Review. Metal Induced Artifact in MRI* - American Journal of Roentgenology -

- E. E. O'Connor, L. B. Dixon, T. Peabody, G. Scott Stacy – *MRI of Cystic soft tissuemasses of the shoulder joint* - American Journal of Roentgenology – 2004.

-www.mrisafety.com

-www.medtronic.com

-www.ajronline.org

-www.fermononrespiri.com

-www.ncbi.nlm.nih.gov

-www.astm.org

GLI AUTORI

Alan Gerevini

Nato il 25 settembre 1989 , tecnico di radiologia dal 2011, attualmente dipendente presso la Casa di Cura Figlie di San Camillo di Cremona; si occupa di RM, TAC, RX e PET, appassionato di radiodiagnostica in tutte le sue varianti ponendo il fabbisogno dei pazienti e la crescita professionale come obiettivo costante.

Alessandro Tombolesi

Nato il 10 agosto 1971, tecnico di radiologia dal 1994, è dipendente dell'AOU Città della Salute e della Scienza di Torino, dove ricopre il ruolo di collaboratore professionale sanitario esperto tecnico di radiologia in servizio presso RM e TC, occupandosi anche di formazione e di collaborazione con la Fisica Sanitaria.
Dal 2014 è socio AITASIT e fa parte dello staff di fermononrespiri.com

Andrea Forneris

Nato il 24 ottobre 1974, tecnico di radiologia dal 1999, è dipendente presso il Centre d'Imagerie Medicale e il Centre d'Imagerie du Sport de Monaco. Appassionato di applicazioni cliniche RM et ottimizzazione dei protocolli di studio. Ha realizzato il primo corso di Risonanza magnetica di base interamente online e ad altri volumi di questa collana.
Dal 2012 è socio AITASIT e fa parte dello staff di fermononrespiri.com

www.ingramcontent.com/pod-product-compliance
Lightning Source LLC
Chambersburg PA
CBHW071317220526
45468CB00001B/409